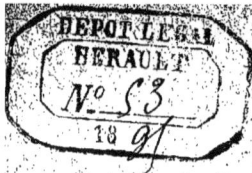

Docteur L. RONZIER JOLY

Vert

DU ZONA

FIÈVRE ZOSTER ET ÉRUPTIONS ZOSTÉRIFORMES

ÉTIOLOGIE ET PATHOGÉNIE

RELATION D'UNE ÉPIDÉMIE DE ZONA

MONTPELLIER
IMPRIMERIE CENTRALE DU MIDI
(HAMELIN FRÈRES)
—
1895

DU ZONA

FIÈVRE ZOSTER ET ÉRUPTIONS ZOSTÉRIFORMES

ÉTIOLOGIE ET PATHOGÉNIE

RELATION D'UNE ÉPIDÉMIE DE ZONA

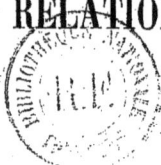

PAR

Le Docteur L. RONZIER JOLY

« Les progrès dans les sciences médicales
se tassent et se classent d'eux-mêmes, tant
qu'il s'agit d'étiologie, d'anatomie pathologique ou de diagnostic. »

(J. GRASSET, Préface des *Consultations médicales
sur quelques maladies fréquentes.*)

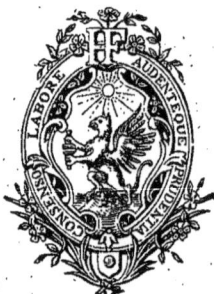

MONTPELLIER
IMPRIMERIE CENTRALE DU MIDI
(HAMELIN FRÈRES)

1895

PERSONNEL DE LA FACULTÉ

MM. MAIRET............ .... Doyen
CARRIEU............... ... Assesseur

PROFESSEURS

Clinique chirurgicale............................ MM. DUBRUEIL (✳).
        Id.   Serre (Ch. du c.)
Hygiène. , ... BERTIN-SANS.
Clinique médicale.............................. GRASSET (✳).
Clinique chirurgicale.......................... TEDENAT.
Clinique obstétricale et gynécologie .... GRYNFELTT.
Anatomie pathologique......................... KIENER (✳).
Thérapeutique et matière médicale............... HAMELIN (✳).
Anatomie .... PAULET (O. ✳ ✳).
        Id.   Gilis (Ch. du c.)
Clinique médicale............................. CARRIEU.
Clinique des maladies mentales et nerveuses....... MAIRET.
Physique médicale............................. IMBERT.
Botanique et histoire naturelle médicale .... GRANEL.
Opérations et appareils........................ FORGUE.
Clinique ophtalmologique...................... TRUC.
Chimie médicale et pharmacie.................. VILLE.
Physiologie................................... HEDON.
Histologie.................................... VIALLETON.
Pathologie interne............................. N....
        Id.   Rauzier (Ch. du c.)
Médecine légale et toxicologie .... N....
        Id.   Ducamp (Ch. du c.)

Professeur honoraire : M. JAUMES.

CHARGÉS DE COURS COMPLÉMENTAIRES

Clinique annexe des maladies des enfants. MM. BAUMEL, agrégé.
Accouchements .... GERBAUD, agrégé.
Clinique ann. des mal. syphil. et cutanées.. BROUSSE, agrégé.
Clinique annexe des maladies des vieillards. SARDA, agrégé.
Pathologie externe.................... ESTOR, agrégé.
Histologie............................ DUCAMP, agrégé.

AGRÉGÉS EN EXERCICE :

MM. SERRE	MM. BROUSSE	MM. DUCAMP
BAUMEL	SARDA	RAUZIER
GERBAUD	ESTOR	LAPEYRE
GILIS	LECERCLE	MOITESSIER

MM. H. GOT, secrétaire.
F.-J. BLAISE, secrétaire honoraire.

EXAMINATEURS DE LA THÈSE : { MM. HAMELIN, président.
GRASSET.
BAUMEL.
BROUSSE.

A LA MÉMOIRE DE MON PÈRE

Je désire que toutes mes forces, toute ma
volonté, puissent conserver intact le gros
héritage d'honneur et de probité que tu nous
a laissé.

A LA MÉMOIRE DE MA SŒUR CLAIRE

A MON VIEUX GRAND-PÈRE RONZIER JOLY

A MA MÈRE

Faible témoignage de mon respect et
de mon dévouement.

A MES FRÈRES, SŒURS ET BEAUX-FRÈRES

Je n'oublierai jamais toute l'affection
que vous m'avez témoignée.

L. RONZIER JOLY.

A TOUS MES PARENTS

A MES CAMARADES ET A MES AMIS

L. RONZIER JOLY.

A TOUS MES MAITRES

DE LA FACULTÉ DE MONTPELLIER

A MES MAITRES

DE L'ÉCOLE ET DES HOPITAUX DE MARSEILLE

L. RONZIER JOLY.

INTRODUCTION

Il nous a été donné, pendant une partie des mois d'août et de septembre 1894, tandis que nous remplacions un de nos camarades dans un village du Var, d'observer huit cas de zona. Nous avouerons humblement que nous ne savions pas alors grand'chose sur cette affection bizarre : nos souvenirs d'hôpital, comme les renseignements fournis par les ouvrages classiques, nous permettaient de poser le diagnostic, d'indiquer le traitement, mais ne suffisaient pas à nous expliquer les points qui devaient nous intéresser le plus, l'étiologie et la pathogénie.

Un fait surtout nous frappa, que nous ne trouvions pas signalé dans les divers traités des maladies de la peau, ce fut le caractère contagieux et épidémique nettement revêtu par l'affection.

Notre curiosité fut dès lors d'autant plus éveillée que notre ignorance était plus grande. Nos recherches bibliographiques, nos observations, nos réflexions, parvinrent à nous fixer : elles nous donnèrent en même temps l'idée, que nous avons réalisée, de faire du zona le sujet de notre thèse inaugurale.

Nous avons divisé notre travail en cinq chapitres :

1° Dans le premier, nous définissons le zona et nous en faisons l'historique ;

2° Le second est réservé à la description (symptomatologie, marche, localisation) ;

3° Le troisième, à l'anatomie pathologique;

4° Le quatrième, à l'étiologie et à la pathogénie;

5° Le cinquième, au diagnostic, au pronostic et au traitement.

Nous ajoutons, à ces cinq chapitres, les conclusions que notre étude comporte, huit observations qui nous sont personnelles, et une neuvième observation due à l'extrême obligeance de M. le docteur Perrin, ancien interne des hôpitaux de Paris.

Nous ne saurions commencer notre travail sans assurer nos maîtres de l'École de Marseille, des hôpitaux d'Avignon et de la Faculté de Montpellier, de tout notre respect.

Que MM. Laget, Combalat, Fioupe, Boinet, médecins ou chirurgiens des hôpitaux de Marseille, et dont nous avons été l'externe, reçoivent l'hommage de notre reconnaissance : ils ont été les premiers à nous aider de leurs conseils et à nous faire aimer la médecine.

Nous avons été interne des hôpitaux d'Avignon et nous avons reçu de MM. Cassin, Blanc, Taulier, Halfan, des marques de sympathie que nous ne pouvons oublier.

Nous voudrions aussi remercier personnellement chacun des maîtres de la Faculté de Montpellier, mais la bienveillance constante que les uns et les autres nous ont témoignée nous permet de leur exprimer, à tous en même temps, l'assurance de notre vive gratitude.

Nous adressons à M. le professeur Hamelin tous nos remerciements pour l'honneur qu'il nous fait en acceptant la présidence de notre thèse.

DU ZONA

FIÈVRE ZOSTER ET ÉRUPTIONS ZOSTÉRIFORMES

ÉTIOLOGIE ET PATHOGÉNIE

RELATIONS D'UNE ÉPIDÉMIE DE ZONA

CHAPITRE PREMIER

DÉFINITION ET HISTORIQUE

DÉFINITION. — L'herpès zoster ou zona, qu'on a nommé aussi fièvre zoster, dartre phlycténoïde, feu sacré, est défini par Chatelain, dans son *Précis des maladies de la peau* : « Une affection cutanée, caractérisée par des vésicules entourées d'une zone érythémateuse, ordinairement groupées sur un seul côté du corps, le long des trajets nerveux, et s'accompagnant de douleurs névralgiques plus ou moins intenses, ne récidivant pour ainsi dire jamais. » Henri Leroux, dans le *Dictionnaire encyclopédique des sciences médicales*, dit à l'article zona : « L'herpès zoster est une affection caractérisée par une éruption de placards rouges, surmontés de vésicules suivant le type de l'herpès, éruption localisée à une moitié du corps, développée sur le trajet anatomique des filets nerveux cutanés et accompagnée des douleurs névralgiques. » Nous trouvons, dans la *Gazette des hôpitaux* du 16 avril 1892, une définition du zona par M. Paul Berbez, qui nous paraît plus exacte : d'après M. Berbez, l'herpès zoster est « une affection caractérisée par une éruption d'un plus ou moins grand nombre de vésicules à type d'herpès, se développant sur une base enflammée, suivant le plus souvent les trajets nerveux, se limitant à une moitié du corps dans la majorité des cas, et traduisant presque toujours une altération constatable ou fonctionnelle du cerveau, de la moelle ou du système nerveux périphérique. L'éruption caractéristique peut être précédée, accompagnée ou suivie, à plus ou moins longue échéance, de douleurs névralgiques plus ou moins violentes, suivant l'âge du sujet. »

Ces diverses définitions ne se complètent pas et l'une n'apporte pas à l'autre les caractères essentiels qui lui manquent ; car il nous paraît que toutes, prises séparément ou envisagées en bloc, méritent le même reproche, celui de laisser de côté la nature elle-même de l'affection. Les travaux publiés dans ces dernières années, les observations nombreuses apportées par des maîtres dont l'autorité est incontestable, permettaient, dans une définition exacte du zoster, tout au moins une allusion à sa nature. Il nous appartiendra de rechercher cette dernière et de démontrer qu'on est aujourd'hui fixé sur elle. Notre étonnement s'expliquera alors d'avoir constaté chez les auteurs une semblable omission : il sera difficile en effet de définir le zoster, sans mettre nettement en lumière sa nature infectieuse.

HISTORIQUE. — L'histoire du zona ne se prête pas à une longue énumération de noms et de travaux anciens. La première indication de cette affection remonterait à Celse, s'il est permis d'en croire Bärensprung. Pline l'Ancien et Scribonius Largus auraient, eux aussi, connu cette éruption si caractéristique ; mais les textes restent obscurs, et il faut arriver au XVIᵉ siècle pour trouver une mention indiscutable de la maladie. Gorœus (Jean de Gorris Iᵉʳ) dit : « Est autem zona igni sacri species, quæ medium ambit, cingitque ; dicitur alio nomine zoster. »

Le zona n'en reste pas moins toujours mal connu et mal décrit. Au XVIIIᵉ siècle, Frédéric Hoffmann (1730) et Larry (1776) font du zona un érysipèle chronique : Les vésicules de l'herpès zoster étaient prises par eux pour les bulles de l'érysipèle ; les unes et les autres se montrant sur des plaques rouges, le phénomène douleur existant toujours, la durée des deux affections étant à peu près la même, ne leur était-il pas permis de faire une si originale confusion, alors qu'il paraissait exister entre l'érysipèle et le zona tant de points de ressemblance ?

Certes, Hoffmann et Larry n'entrevoyaient pas la nature du zoster, mais ils constataient dans l'évolution clinique et la symptomatologie des deux maladies des rapports tellement étroits qu'ils ont prêté pour eux à la confusion. Leur idée n'a-t-elle pas été en quelque sorte et plus scientifiquement reprise de nos jours par Kaposi, qui cherche à démontrer que la pneumonie, le zona et l'érysipèle sont « les enfants du même génie épidémique ? »

Borsieri (1780) s'attache à combattre la théorie d'Hoffmann : il donne du zoster une description convenable, le différencie avec netteté du lupus et de l'érysipèle, et le classe entre ce dernier et les fièvres éruptives. On ne tarde pas à faire entrer le zona dans la classe des herpès ou dartres (Willan, 1808 ; Alibert, 1822), et c'est sous le nom d'herpès zoster qu'on le désignera désormais couramment. Mehlis (1818) signale les douleurs névralgiques et insiste sur l'unilatéralité de l'affection ; il rappelle la phrase de de Haën : « Hæc tamen perpetua lex ut ab anteriore parte nunquam lineam albam, nunquam a postica spinam transcenderet. »

Rayer, en 1835, publie sur le zona une étude remarquable ; il met au premier plan le phénomène douleur, sur lequel les auteurs précédents n'avaient pas insisté. Heusinger, Hebra reprennent, en le développant encore, le travail de Rayer.

Parrot (1856) ne se contente plus de décrire l'affection ; il recherche la signification des douleurs névralgiques et va jusqu'à déclarer que le « zona est une manifestation toujours secondaire subordonnée à l'existence d'une névralgie. »

A partir de ce moment, la pathogénie du zona va être l'objet de nombreuses et savantes études. Les mémoires de Barensprung donnent, au point de vue clinique, la description la plus détaillée ; il est un des premiers, sinon le premier, à incriminer une lésion du système nerveux, et en particulier des ganglions spinaux. Les observations, les travaux considérables se succèdent alors ; mais nous nous réservons de les passer en revue et de les discuter tous avec soin, quand nous nous occuperons de la pathogénie du zona et de son anatomie pathologique. Insister à cette place serait vouloir donner une énumération fastidieuse et un aperçu incomplet.

CHAPITRE II

DESCRIPTION

SYMPTOMATOLOGIE. — Le plus souvent le zona est précédé
de prodromes, locaux ou généraux, d'intensité et de durée
variables. Depuis quelques jours ou seulement depuis vingt-
quatre heures le malade n'est plus à son aise, a une sensation
de fatigue, de lourdeur, quelquefois même une fièvre assez
intense, avec insomnie. L'appétit n'existe pas ou existe peu,
la langue est sale. Nous avons noté dans nos observations
tantôt de la constipation, tantôt de la diarrhée ; le malade
qui fait le sujet de notre observation VII a eu, quarante-huit
heures avant l'apparition de phénomènes locaux, de fréquentes nausées, accompagnées de quelques vomissements. Les
auteurs ont signalé, chez les nerveux, du délire, des cauche-
mars ; il ne nous a pas été permis de le constater. Mais, comme
le fait à juste titre observer Leroux, ce sont là des troubles
sans signification précise, qui se rencontrent au début de
maintes affections. Un symptôme d'une valeur clinique au-
trement sérieuse tranche sur cet ensemble prodomique, c'est
le phénomène douleur. Celle-ci revêt le caractère névralgique,
avec élancements, diffuse ou localisée ; elle se manifeste quelques jours, en général trente-six à cinquante-six heures
avant l'éruption ; mais elle peut la précéder de quelques semaines comme de quelques heures seulement, de même

qu'elle peut faire défaut. Comby affirme qu'elle n'existe pas chez les enfants; on cite, après lui, un certain nombre de cas de ce genre. Pour notre part, nous l'avons toujours constatée : il nousest donc permis de la considérer comme un symptôme prodromique capital.

Quoi qu'il en soit, précédée ou non de ces signes avant-coureurs, l'éruption de l'herpès zoster se fait de la veille au lendemain, d'une manière aiguë. Elle consiste tout d'abord en plaques érythémateuses, de grandeur et de formes variables, irrégulières, distantes les unes des autres et séparées par des intervalles de peau saine ; leur apparition est successive. Dans les cas de zona thoracique, la forme est généralement allongée, ovale, à grand axe transversal ; dans le zona de la cuisse, de la fesse, du cou, la direction des plaques est plutôt verticale et oblique ; quelquefois l'aspect en est circulaire : leur disposition paraît, en un mot, commandée par la direction du nerf malade. La coloration elle-même varie : elle est tantôt rouge vif, tantôt rouge violacé ou très foncé. Le nombre n'est jamais fixe ; en général on en compte trois, quatre, cinq ; on en a cependant signalé jusqu'à trente et quarante.

Sur ces placards non surélevés se développent rapidement des papules rouges miliaires, qui deviendront en quelques heures, en vingt-quatre heures au plus, les vésicules du zoster. Le volume de ces dernières varie de celui d'une tête d'épingle à celui d'un petit pois. Les plus belles que nous ayons observées avaient leur siège (obs. VI) sur le bout du sein droit : trois vésicules avaient suffi à l'envahir et à le faire complètement disparaître. Elle sont transparentes, claires, perlées, à reflets brillants, disposées sans ordre et en nombre plus ou moins grand. Elles apparaissent simultanément sur une même plaque et sont très distinctes au début. Barthélemy admet la possibilité d'éclosions successives et par poussées ; d'où la juxtaposition de vésicules claires et transparentes parmi des vésicules qui se dessèchent et se flétrissent. Dans nos observations nous n'avons pu vérifier le fait : les vésicules sur une même plaque étaient contemporaines.

Elles conservent leur transparence de deux à quatre jours, tandis que la base où elles reposent, et qui les déborde le plus souvent de quelques millimètres, reste rouge vif ou rouge foncé; puis les reflets perlés des vésicules disparaissent, le liquide qu'elles contenaient devient de plus en plus trouble et paraît se résorber; elles se flétrissent, se rident, et cette période de leur affaissement dure à peine de vingt-quatre à quarante-huit heures. Des croûtelles brunes, adhérentes, les remplacent, qui ne tarderont pas à se fendiller, à se soulever et à tomber sous le simple frôlement d'un linge. Il ne restera plus qu'une cicatrice assez profonde, ou, pour dire plus exactement, qu'une quantité de petites cicatrices en constituant une seule, ayant la forme de la plaque, d'abord rouge clair, puis brunâtre, puis perdant peu à peu cette pigmentation, qui persiste parfois des mois entiers. Nous avons revu la plupart de nos malades cinq mois après leur affection de zoster : les cicatrices apparaissent encore chez tous, mais non creusées, et plus tôt sous la forme d'une tache légèrement foncée.

Telle est l'éruption ordinaire, classique, et que nous avons enregistrée, pour notre part; mais, sous l'influence de conditions mal établies, d'agents mal déterminés, il n'est pas rare de voir l'éruption se présenter sous des aspects tout différents.

Bärensprung a signalé plusieurs cas de zona fruste : c'est alors un avortement des vésicules; la plaque reste à l'état érythémateux ou bien les papules discrètes, petites, ne peuvent se développer, et la desquamation est alors rapide. Il ne nous a pas été donné d'observer une forme nette de zona fruste; mais nous avons remarqué, chez certains de nos malades, des groupes incomplètement développés, à côté d'autres à complet développement. Dans un ordre de faits inverse, les groupes de vésicules sont quelquefois le siège de complications locales plus ou moins graves. Les vésicules se transforment alors en phlyctènes (zona phlycténoïde), et la bulle peut atteindre des dimensions prodigieuses, celles d'une assiette à dessert, par exemple (Kaposi).

D'autres fois, les débuts de l'affection sont normaux ; mais, de même que pour la variole hémorragique on voit les pustules se teinter de sang, de même on voit le zona présenter dans ses vésicules un contenu hémorragique ou purulent (zona hémorragique) : les plaques sont d'un rouge blafard ; les vésicules sont flétries et le sang qu'elles contiennent est noirâtre ; elles se rompent avec facilité et deviennent le siège d'ulcérations très douloureuses, qui suppurent et laissent des cicatrices profondes, fortement pigmentées. Dans des cas différents encore, il peut se former, sous chacune des vésicules, une petite eschare noire, limitée, et l'ensemble de ces eschares représente la forme d'une plaque ; elles deviennent grisâtres et tombent, laissant après elles de petites ulcérations, qui suppurent, se fusionnent, causent d'importantes et vastes pertes de substance. Mougeot, dans sa thèse de Paris (1867), a donné une bonne description de ce zona gangréneux. Letulle rappelle un cas de zona ophtalmique gangréneux compliqué de paralysie faciale. Le professeur Kaposi publie une forme remarquable de zona cervico-brachial gangréneux et insiste : 1° sur le mode particulier d'accroissement périphérique des groupes d'herpès non encore signalé, et sur la forme régulièrement circinée affectée pendant les huit premiers jours par l'éruption ; 2° sur la marche constante de l'éruption de la périphérie aux parties centrales et son extension anormale au delà de la ligne médiane. Bayet, reprenant la question dans sa thèse de Bruxelles (1891), affirme l'avoir con-

staté surtout chez les névropathes, et lui a donné le nom de
« zona gangréneux hystérique. »

Les auteurs ont rangé parmi les complications symptomatiques du zona, ce qu'ils ont appelé, après le professeur Hardy,
les adénopathies zostériennes. Nous considérons, pour notre
part, ces adénopathies plus ou moins accusées, non comme
l'exception, mais comme la règle. Nous avons, en effet, constaté, dans les huit observations que nous produisons, l'engorgement ganglionnaire dont étaient tributaires les lympha-
tiques du territoire malade. Il s'agissait d'un gonflement
caractéristique, avec tension et douleur bien localisées. Chez
le sujet de notre observation VI, il y avait une forte traînée
de lymphangite du sein droit à l'aisselle correspondante ; les
ganglions, très tuméfiés, étaient à ce point douloureux que les
mouvements du bras étaient interdits. Bärensprung, Hardy,
Barthélemy, ont insisté sur ces adénopathies, sur le caractère
parfois aigu de la douleur qui leur est consécutive ; mais ils
hésitent à en faire un symptôme constant, qui constituerait
alors une preuve solide de la nature infectieuse du zona.
Nous affirmons, par contre, l'avoir nettement constaté chez
tous nos malades.

Nous ne saurions terminer cette étude de la symptomatologie de l'herpès zoster sans nous étendre sur le caractère des
douleurs qui accompagnent souvent l'éruption et la suivent
quelquefois, constituant de la sorte une complication très
grave de la maladie. Qu'il y ait, en effet, ou non, avant
l'éruption, des douleurs névralgiques, le malade éprouve généralement, au moment où les vésicules se développent, des
douleurs locales d'intensité et de forme variables.

Bärensprung cependant n'avait noté des douleurs que dans
un tiers des cas sur plus de cinquante observations personnelles. Fabre (de Commentry), Vulpian, Parrot, sont plus
catégoriques : d'après eux, les douleurs existent habituelle-

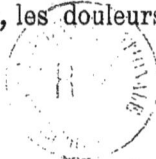

2

ment, et il est, au contraire, très rare de ne pas les constater. Tantôt il s'agit d'une douleur superficielle, parfois vive et lancinante, avec sensation de chaleur, de cuisson, de picotements, d'élancements, de démangeaisons; chez plusieurs, c'est une meurtrissure, un ébranlement de tout une partie du corps; tantôt il y a, comme le fait très bien remarquer Parrot, deux types de douleur, l'une profonde, sourde, continue, 'autre intermittente, vive, paroxystique et dominant, par son acuité et son redoublement, toute la scène pathologique. Chez nos malades, les douleurs ont été très modérées, et il ne nous a pas été permis de constater ces névralgies d'une effroyable intensité, tenaces, tantôt contrictives, tantôt térébrantes que décrit Vulpian.

La question d'âge, d'ailleurs, joue un rôle très important. Comby, qui a observé de très nombreux cas de zona chez les enfants, n'a jamais signalé de douleurs; des observations de Leroux soutiennent l'opinion de Comby et plaident dans le même sens. Les adultes et surtout les vieillards semblent jouir du fâcheux privilège des zonas douloureux.

Un point intéressant dans l'histoire des douleurs du zoster, c'est l'exaspération qu'elles subissent au commencement de la nuit; cette exaspération n'est pas sans déterminer une insomnie souvent pénible; il semble même que, dans certains cas, l'insomnie soit hors de proportion avec les douleurs. Il peut arriver aussi que ces dernières n'occupent pas le territoire du nerf malade, et Bärensprung a démontré qu'elles s'étendaient alors sur les nerfs voisins de celui ou de ceux dont relevait le zona.

Mais, à côté de ces paroxysmes, on peut rencontrer, exceptionnellement il est vrai, des anesthésies et des hyperesthésies persistantes, qui portent sur l'ensemble de la sensibilité; c'est dans les cas intenses surtout qu'on a signalé le phénomène de l'anesthésie douloureuse.

Le plus souvent la douleur disparaît avec l'éruption; on la voit cependant quelquefois se prolonger pendant la période de desquamation et persister même au delà. Chez les arthritiques, chez les neuro-arthritiques, chez les gens âgés surtout, leur persistance devient une dangereuse complication : elles revêtent, comme le dit Leroux, l'allure de véritables névralgies pouvant durer des semaines, des mois, des années.

Blachez signale un cas de zona où la douleur aurait persisté vingt ans après la guérison de l'éruption. C'est alors que les troubles de la sensibilité ont été enregistrés.

D'autres symptômes d'origine nerveuse, dans ces cas exceptionnels, ont été notés : tels sont les troubles vaso-moteurs caractérisés par un abaissement de la température, qui peut varier de 1 à 2°, et les troubles de la motilité, paralysies ou parésies limitées, atrophies musculaires, sur lesquels nous devons insister.

Hybord, dans sa thèse sur le zona ophtalmique, signale sept cas de paralysies musculaires, n'ayant aucune relation avec l'intensité des douleurs et la gravité de l'éruption; il s'agit le plus souvent d'une paralysie complète ou incomplète, intéressant le moteur oculaire commun; — Handfield-Jones rapporte un cas de zona cervico-brachial suivi de névralgie intense, avec paralysie motrice.

P. Servant insiste sur les névralgies et paralysies consécutives au zoster cervico-brachial.

Goffroy revient sur ces troubles paralytiques; il donne deux observations de zoster cervico-brachial, avec atrophie musculaire prononcée de tout le membre supérieur.

Dans un cas de zona gangréneux du front et du nez, Letulle constata, trois semaines après le début, une hémiplégie faciale totale, avec perte de la contractilité faradique, anesthésie de toute la face et points douloureux sus et sous-orbitaires.

Fournier, au mois d'avril 1886, montrait dans son service de Saint-Louis un cas de zona du bras, précédé de vives douleurs avec éruption confluente de l'épaule au pouce, suivie peu après d'une parésie totale du membre, avec atrophie musculaire débutant par la main.

Le docteur Desaignes a pu rassembler quinze cas de paralysies faciales consécutives à des zonas de la face et des régions voisines; — le docteur Barthélemy en a publié une observation.

Leroux cite trois cas de paralysie du bras à la suite d'un zoster cervico-brachial, et, consécutivement à un zoster sciatique, un cas de paralysie avec amyotrophie des muscles animés par ce nerf.

Nous devons enfin à l'obligeance extrême de M. le docteur Perrin une observation que nous sommes heureux de joindre aux nôtres : il s'agit d'une paralysie faciale survenue dans le décours d'un zona cervico-occipital, chez un sujet à hérédité neuro-arthritique.

MARCHE. — La symptomatologie du zona prouve que l'on a toujours affaire à une affection aiguë. La marche et la durée en sont variables : c'est ainsi que les cas légers évoluent en cinq ou six jours, tandis que huit, dix et souvent douze jours sont nécessaires pour les cas d'une certaine intensité. En général, l'éruption se fait en quarante-huit heures, par petites poussées successives ; il peut y avoir cependant des poussées ultérieures, ce qui prolonge la durée de la maladie. Si de la suppuration, des ulcérations, de la gangrène se produisent, il ne faut plus compter par jours, mais par semaines et par mois. Hardy a signalé deux cas où la guérison a été longtemps retardée par la production de furoncles dans la région malade.

Le zona s'accompagne toujours de fièvre : il est important de le noter, puisque aujourd'hui, pour le plus grand nombre, fièvre est devenue synonyme d'infection. La température, qui atteint assez souvent 38° et 38°5, ne dépasse presque jamais 39°5.

L'état fébrile ne reste pas local, comme le croit Leroux : la partie, qui est le siège de l'éruption, a, sans doute, une température plus élevée que les autres parties du corps, mais cela n'empêche pas l'état fébrile général que nous avons toujours noté, et que Fabre, Landouzy, Mougeot ont si nettement mis en lumière.

Cette fièvre d'ailleurs ne saurait être un retentissement de l'état local, puisqu'on l'observe à la période prodromique de l'affection en même temps que les troubles digestifs.

Le pouls traduit naturellement l'état de la température ; il a oscillé chez nos malades entre 80 et 100 pulsations.

L'état gastrique est constant. La douleur trouble le sommeil, et, chez les gens faibles, chez les vieillards, cette perte de sommeil, jointe aux troubles digestifs, ne laisse pas d'amener parfois les malades à une fatale issue. Chez les adultes, au contraire, les troubles digestifs ne priment pas la scène, l'appétit ne disparaît que pendant l'éruption, et tout rentre dans l'ordre quand cette dernière est terminée.

A côté de cette forme normale de zona, certains auteurs ont admis l'existence du zona chronique, que Leudet a voulu mettre hors de conteste. Barthès en cité un cas ; V. Tanturri en décrit un autre. Leudet en distingue quatre variétés :

Dans une première forme, les ulcérations qui succèdent aux vésicules sont plus profondes ; la cicatrice peut s'ulcérer de nouveau et le processus se répéter plusieurs fois ; l'ulcération finit par se cicatriser, donnant quelquefois lieu à des chéloïdes ;

Une deuxième forme est le zona récidivant sur place ;

Une troisième forme est le zona par extension successive sur plusieurs branches du même nerf ou sur des nerfs contigus ;

Enfin, une quatrième forme est le zona à distance. Dans ce cas, l'éruption s'étend d'un nerf sur un autre nerf éloigné, ou bien est secondaire à une lésion d'un filet nerveux sans relation apparente avec celui où le zona se manifesterait.

Ces cas de zona chronique, peu nombreux, ne nous paraissent pas devoir sortir du cadre dans lequel entre l'herpès zoster classique. Il peut en somme s'agir seulement ici de poussées successives, plus ou moins rapprochées, plus ou moins distantes.

L'absence de récidive est un fait que tous les auteurs sont d'accord à signaler. Il en existe cependant quelques cas, très exceptionnels, et revêtant alors des caractères qui les feront, avec plus de recherches, distinguer peut-être du zoster normal. Alibert, qui admettait la récidive fréquente du zona, ne peut en citer qu'un seul cas. Hardy en donne deux observations. Fabre, sur 64 observations personnelles, eut deux récidives, une sur place dans un cas de zona thoracique, une en un point éloigné. Un zona symétrique ayant récidivé quatre fois et coïncidant avec des troubles moteurs et trophiques a été signalé à la Société de médecine de Prague, le 30 octobre 1885.

Behrend a observé un zona de la face bilatéral et récidivant, chez un jeune garçon tuberculeux, dont une sœur avait eu également le zona et dont la mère était morte phtisique.

Bossion a cité un zona récidive consécutif à un traumatisme; Carry a rapporté un cas de zona ophtalmique, avec 15 poussées à distance, dont 13 à gauche et 2 à droite.

Le docteur Matignon (d'Elne) a bien voulu nous communiquer un cas de zona récidive, qu'il a observé récemment dans sa pratique. Mais tous ceux qui ont publié des observations de récidive, Hardy, Charcot, Letulle, Kaposi, pour ne citer que les maîtres, s'accordent à en reconnaître l'essentielle exception; de plus, dans la plupart des faits précisés, la récidive a eu lieu même sur le siège du premier zona. Landouzy, se faisant le défenseur ardent de la non-récidivité, va encore plus loin : il sépare avec netteté le zoster, maladie générale qui ne récidive jamais, des éruptions zostériformes, symptomatiques d'affections diverses et pouvant fort bien se reproduire. Nous reviendrons plus tard longuement sur cette affirmation : nous ne voulons à cette place que citer Landouzy ; car il nous a paru impossible de parler de la non-récidivité du zona sans mettre en vedette le nom de l'éminent professeur.

Quant à l'unilatéralité de l'herpès zoster, on en connaît un certain nombre d'exceptions. L'observation, citée plus haut, de Behrend, en constitue un cas. Kaposi a vu des zosters doubles et symétriques, facial, cervico-brachial, sacro-fémoral et ischiatique ; Robertson, un cas ophtalmique double ; Franck, Charcot, Balmano Squire, des cas de zonas thoraciques doubles. J. Magee-Finny cite l'observation d'un zona bilatéral du cou chez une femme de quarante ans ; Elliott, celle d'un zona bilatéral à rechutes ; Fox, celle d'un double zona lombaire.

Comme on peut en juger d'après cette énumération à peu près complète, les cas en sont très rares et on les compte.

Ce qui est encore plus exceptionnel, c'est de voir des zonas doubles non symétriques : Fabre a vu, chez une dame de soixante-seize ans, deux zonas simultanés, l'un thoracique droit, l'autre à la cuisse sur le trajet du sciatique ; Stabell, chez une fille de dix-huit ans, un zoster thoracique gauche et un zona lombo-abdominal droit. Il nous a été impossible d'en découvrir d'autres observations.

LOCALISATION. — Malgré l'opinion de Pfeiffer, qui, se fondant sur l'analyse de 117 cas, avait pensé que l'éruption de zona suit les artères aussi bien que les nerfs ; malgré les efforts du docteur Wasilewski (d'Iena), pour la faire prévaloir, la relation exacte de l'éruption avec le trajet des filets nerveux est un fait qui paraît aujourd'hui au-dessus de toute contestation sérieuse.

Bärensprung a admirablement schématisé les différents systèmes régionaux et il en a fourni une méthodique nomenclature. La circonscription d'un nerf étant connue, on peut indiquer les points où se montrera l'éruption, les lieux de prédilection où viendront se grouper les vésicules ; mais il sera nécessaire de tenir compte des inoculations fréquentes entre ramifications de nerfs voisins :

1° Si nous procédons par ordre de fréquence, nous rappellerons, en manière d'énoncé simple, le zona le plus souvent observé, le zona intercostal ou zona pectoral de Bärensprung. Ici la névralgie prodromique fait rarement défaut, de même qu'on signale presque toujours la fièvre et les troubles gastriques. L'éruption consiste en plaques érythémateuses plus ou moins nombreuses siégeant le long des nerfs intercostaux, en demi-ceinture par conséquent, et se montrant surtout aux points d'émergence de ces nerfs. Sur ces plaques se développeront des vésicules dont l'évolution a été indiquée à la symptomatologie.

On voit assez fréquemment, à cause des rameaux anastomotiques du bras, le zona des branches intercostales supérieures donner lieu à des plaques siégeant sur l'épaule et sur le bras lui-même ; nous voyons de même le zoster des branches inférieures s'étendre sur les régions abdominale et lombaire.

Les anciens auteurs ont longuement discuté sur la plus grande fréquence du zona sur un des côtés du thorax. Les statistiques sont contradictoires, sous ce rapport, et on constate en résumé que le zona pectoral est à peu près également fréquent des deux côtés.

Le zoster pectoral se présente quelquefois sous la forme d'une véritable ceinture complète. Balmano Squire en cite un cas typique : il y avait une ligne horizontale, circulaire, partant de la 7e vertèbre dorsale. Moins exceptionnellement les auteurs ont signalé deux demi-ceintures, à hauteurs inégales. Erasmus Wilson dit avoir vu cinq lignes de zona parallèles, depuis la clavicule jusqu'à l'arcade crurale. Nous devons ajouter que le zona thoracique devient assez souvent hémorragique, et par suite ulcéreux.

2° Le zoster lumbo-abdominalis fait suite au précédent, et ce qui a été dit de l'un s'applique à l'autre. Son territoire va du rachis à la ligne blanche.

3° Le zoster lumbo-inguinalis s'étend d'une part au mont de Vénus et aux organes génitaux externes, descend d'autre part sur la fesse et le côté externe de la cuisse. Dans un cas relaté par Bärensprung, une femme de vingt-six ans, syphilitique, portait de nombreux groupes sur la région fessière et quelques groupes épars au-dessus de l'épine iliaque antérieure et supérieure. La malade qui fait l'objet de notre observation VII portait un seul placard sur la région sacro-coccygienne.

4° Le zoster lumbo-femoralis a pour département la fesse, la partie supéro-externe de la cuisse, la partie moyenne de l'aine droite, et suit le trajet des 2e 3e et 4e nerfs lombaires, ainsi que le trajet du nerf crural. Bouchut signale le cas d'une fillette de douze ans qui portait trois plaques : une à la fesse, l'autre à la partie supéro-externe de la cuisse, la troisième à la partie moyenne de la région inguinale droite. Fox publie un cas de double zona lombaire. Bärensprung, Descroisilles, Fauque, en ont donné aussi diverses observations intéressantes.

5° Le zoster sacro-ischiatique, sacro-génital, génital, occupe les territoires d'innervation du grand sciatique et du petit sciatique. Peltier a vu un cas de zona franchement génital ; Hanot a remarqué un cas où les groupes vésiculeux étaient limités à la face postérieure de la cuisse, à la face externe de la jambe et au dos du pied. Curschmann a publié une observation de zona restreint à la sphère d'innervation du petit sciatique, suivi d'une production de nodosités douloureuses disposées sur le trajet nerveux. Hardy a observé, après un cas de zona sciatique intense, une paralysie des muscles animés par ce muscle, avec amyotrophie considérable et tenace. Kaposi a noté des faits de zoster limité exactement à une moitié du pénis et du scrotum. Farié rapporte trois cas de zona localisé dans la région périnéo-génitale droite, caractérisé par de vives sensations prémonitoires de douleur et de brûlure avec éruption vésiculeuse; ce zona répondait à la distribution des branches collatérales du plexus sacré. Hugo Davidsohn et Bernhardt relatent un zona du plexus honteux gauche, accompagné de rétention paralytique de l'urine.

6° Le zoster occipito-collaris de Bärensprung a son individualité propre, mais est rare : il est caractérisé par des groupes situés dans le cuir chevelu, sur les régions occipitales (supérieure et inférieure), sur le pavillon de l'oreille et la face postérieure du conduit auditif, enfin au-dessous du menton, en longeant le bord inférieur du maxillaire. Bärensprung en a donné un bel exemple, avec description complète. Eulenburg, Voigt, en ont cité chacun un cas intéressant.

7° Le zoster cervico-subclavicularis peut accompagner le précédent ou se montrer séparément ; il dissémine ses groupes de vésicules depuis la nuque, à la limite du cuir chevelu, sur la région latérale du cou, jusqu'à la clavicule et même plus bas. Dans une observation de Berdinel, les vésicules se transformaient en furoncles, et leur agglomération à l'occiput donna naissance à un véritable anthrax.

8° Le zoster cervico-brachial s'étend sur les régions innervées par le plexus brachial, qui se distribue à la peau de la nuque, de l'épaule, de tout le membre supérieur. L'éruption,

tantôt se limite à la racine du membre, tantôt s'étend sur les
régions antérieure et postérieure du bras, ainsi que l'ont démontré les observations de Bärensprung. Dans un cas relaté
par Bulkley, l'éruption occupait l'épaule, la poitrine sur une
hauteur de 10 centimètres, la partie postérieure du bras, le
côté cubital de l'avant-bras, la face antérieure du poignet, le
côté cubital de la dernière phalange du médius et de l'annu-
laire. Par le fait d'anastomoses avec les nerfs intercostaux et
avec le plexus cervical superficiel, on peut voir en même
temps des groupes de vésicules sur le thorax, à la nuque, à
l'occiput. Stopin, dans sa thèse de Paris, démontre la fréquence relative du zoster cervico-brachial; il le place direc-
tement après le zoster abdominal.

Une schématisation plus complète des localisations de
l'herpès zoster est impossible, puisque chaque rameau nerveux peut être atteint pour son compte. Il est cependant une
localisation qu'il importe de signaler, d'étudier avec soin,
parce que son histoire clinique est de date récente et que son
évolution est d'un haut intérêt : nous voulons parler du zona
de la V⁰ paire et plus spécialement du zona ophtalmique.

On trouve la relation de quelques-uns de ces cas dans
Rayer, Traube, Cazeneuve; mais c'est à Jonathan Hutchinson que revient le mérite d'avoir signalé, en 1886, les altérations anatomiques dont l'œil peut être le siège, dans le décours ou à la suite du zoster. Depuis lors, une série de
travaux ont paru sur cette question, et nous citerons en première ligne Bowmann, Hybord, Coppez, Pacton. Et cependant il s'agit d'une affection rare : si Bärensprung en a relevé
5 cas sur 95 cas de zoster, Hebra, à l'hôpital de Vienne, n'en
a observé qu'un seul cas sur 95 et en dix ans; Galezowski, en
neuf ans, n'en a vu que 19 sur plus de 36,000 affections oculaires.

Laqueur en a recueilli 65 cas, dont 50 observés en Angleterre.

Oscar Wyss (de Zurich) rapporte une observation dans laquelle il y a eu mort et examen anatomique ; ses recherches histologiques l'amenèrent à cette conclusion que le zona ophtalmique était dû à une névrite du ganglion de Gasser.

Jean Guérin cite un cas d'ophtalmie sympathique dont l'origine première avait été un zona ophtalmique. E. Schaffer, après avoir rapporté un zoster ophtalmique dans une pneumonie, insiste sur sa nature infectieuse.

M. Leroux fait remarquer, dans le *Dictionnaire encyclopédique des sciences médicales*, que le zona de la cinquième paire est deux fois plus fréquent chez l'homme que chez la femme et qu'il a été surtout observé en Angleterre. L'âge a une importance qu'on ne saurait également nier, car la plupart des sujets observés avaient plus de soixante ans.

Nous ne répèterons pas ici ce que nous avons longuement développé à propos de la symptomatologie ; nous dirons que dans le zoster ophtalmique, et du trijumeau en général, les malaises et les prodromes font le plus souvent défaut : la fièvre existe, mais elle est assez peu intense pour qu'il soit permis de la négliger. La douleur au contraire existe toujours ; elle revêt un caractère d'acuité et de continuité remarquables. Hybord l'a notée quarante-sept fois. Elle peut précéder l'éruption de quelques heures et quelquefois de quelques semaines. Cette éruption elle-même est constituée par des placards d'une rougeur érysipélateuse, qui dépasse rarement la ligne médiane. Les vésicules se limitent à la branche ophtalmique ou se généralisent, ce qui est rare. D'ordinaire, les points le plus souvent atteints sont le tiers interne du front, la paupière supérieure, le nez et la tempe.

Le description de l'éruption, tantôt en éventail, tantôt en bouquets, ne saurait entrer dans le cadre de notre travail. Les complications, telles que phlyctènes, hémorragies, gangrènes, sont celles de tous les zosters, et nous n'y reviendrons pas.

L'adénopathie est fréquente : elle a toujours été constatée par Letulle-Blachez.

La muqueuse nasale est assez souvent atteinte : les malades mouchent des croûtelles. M. le professeur Duplay appelle l'attention sur les épistaxis fréquents observés avant, pendant ou après l'éruption. Hebra, Hybord, Carry, ont cité des cas de zona ophtalmique ; Robertson en a publié un cas remarquable.

Mais la véritable caractéristique de ce zoster spécial est la fréquence des complications oculaires : Pacton les a notées 89 fois sur 126 cas (70 0/0). Ces complications, par ordre de fréquence, sont les conjonctivites, paraissant en même temps que l'éruption, les kérato-conjonctivites avec ou sans chémosis.

Les lésions de la cornée consistent surtout en ulcérations uniques ou multiples, laissant, suivant leur profondeur, des opacités après elles, des leucomes vasculaires, quelquefois une cécité complète par perforation. Cette perforation peut se produire de bonne heure ou très tard, après le zona.

Nys rapporte un cas intéressant : la membrane de Descemet, chez un tuberculeux, était seule le siège de l'éruption zostérienne ; il existait en même temps de l'iritis avec synéchies postérieures totales et de l'irido-choroïdite. L'iritis est moins fréquente que la kératite, revêt la forme séreuse et entame rarement la profondeur de façon à devenir parenchymateuse ; elle accompagne ou non la kératite. La pupille est dilatée, irrégulière.

Parmi les complications absolument exceptionnelles, il faut citer l'amblyopie, l'atrophie du nerf optique, le glaucome, etc. Cliniquement la branche ophtalmique de Willis est prise seule et forme un zona à part ; mais quelquefois les branches maxillaires supérieure et inférieure sont prises séparément ou ensemble.

Dans le cas de zona de la branche supérieure, on trouve un groupe principal de vésicules au niveau du trou sous-orbitaire, un autre sur l'aile du nez, un autre à la lèvre inférieure et un dernier sur la paupière inférieure. Si on y joint des hémi-zonas de l'amygdale et du voile palatin, on aura une idée assez complète de l'herpès zoster de la branche supérieure du trijumeau.

Nous rappellerons qu'Ollivier, en 1884, a soutenu dans l'*Union médicale* que beaucoup d'angines, dites herpétiques, étaient des zosters de la cinquième paire.

Les troubles trophiques consistent en chute des dents, qui tombent comme celles des ataxiques ou des diabétiques, sans apparence de carie.

Une complication bien plus rare, ce sont les paralysies musculaires dont nous avons déjà parlé : nous rappelons qu'Hybord en a relevé sept cas et qu'elles semblent n'avoir aucune relation avec l'intensité des douleurs, la gravité et le siège de l'éruption, que le plus souvent enfin il s'agit d'une paralysie du moteur oculaire commun. Weidner et Bowmann ont vu deux cas de paralysie du moteur oculaire externe : ces paralysies durent en général peu de temps.

La troisième branche ou maxillaire inférieure peut être atteinte seule ou conjointement avec la deuxième. Son territoire occupe la partie antérieure de la conque, la tempe, le conduit auditif externe, la lèvre inférieure et une partie du menton. La langue peut être touchée ; elle semble d'abord engourdie, puis apparaissent de vives, d'insupportables douleurs, en même temps que se fait l'éruption. Les vésicules s'ulcèrent avec rapidité : on en a observé sur l'amygdale, sur la face interne des joues. Gellé est un des premiers à signaler un cas de zona de la langue chez une femme atteinte de diathèse arthritique.

Hugenschmidt rapporte un cas de zoster de la bouche et des gencives.

H. Fournier publie dans le *Journal des maladies cutanées* une note pour servir à l'étude du zona des muqueuses, et il insiste sur l'herpès zoster de la muqueuse buccale.

M. Picot a rapporté le fait très rare d'une jeune fille de dix-sept ans atteinte d'un zoster limité aux branches maxillaires supérieure et inférieure qui se déclare dans la convalescence d'une maladie infectieuse. Des troubles trophiques et parétiques peuvent encore ici se montrer à titre de complications exceptionnelles.

Comme conséquences de ce zona du maxillaire inférieur, Hutchinson, Camus, Deshayes, Kaposi, Remak, ont signalé la raucité du larynx, la perte du goût, la concomitance de tics douloureux.

« Quand les trois branches du trijumeau sont prises, disent MM. Hillairet et Gaucher, c'est surtout au niveau de l'émergence des nerfs que se rencontre l'éruption, et il n'est pas rare d'observer en même temps des groupes vésiculeux sur le voile du palais, et, particulièrement, sur le pilier antérieur, innervés par les nerfs palatins émaciés du ganglion de Meckel. »

Nous sommes dans l'obligation d'indiquer à cette place une question, qui n'est pas sans importance, et qui a été diversement envisagée par les auteurs. Quelle est la valeur de la fièvre herpétique? Les herpes labialis, genitalis ou autres constituent-ils une variété de zona, avec localisation particulière? Nous nous réservons de répondre quand nous discuterons l'étiologie et la pathogénie : on verra que Landouzy a su trancher définitivement la question.

Cette étude des localisations laisse certes à désirer. Nous aurions voulu exposer longuement les unes après les autres les intéressantes publications qui ont paru à ce sujet; mais c'eût été là trop agrandir le cadre de notre travail, et nous avons dû nous contenter, en quelque sorte, d'une vue d'ensemble, d'un schéma aussi complet que possible.

CHAPITRE III

——

ANATOMIE PATHOLOGIQUE

Nous étudierons les lésions du zona, d'une part dans le système nerveux, d'autre part dans l'éruption cutanée. Pfeiffer, en 1889, se fondant sur l'analyse de 117 cas, s'est attaché à démontrer que les lésions nerveuses ne sont pas constantes dans l'herpès zoster, et il a exprimé l'opinion que l'éruption peut suivre le trajet des artères aussi bien que celui des nerfs.

Le docteur Wasilewski a bien essayé de reprendre cette hypothèse et s'est efforcé de la défendre ; mais il n'est pas parvenu à la faire accepter, et, s'il est permis d'avancer que l'anatomie pathologique n'a pas dit son dernier mot à ce sujet, il n'en est pas moins vrai qu'aujourd'hui, pour la très grande majorité des médecins, l'apparition du zona est subordonnée à une lésion nerveuse.

La connaissance de cette lésion nerveuse est de date récente. Rayer, faisant l'autopsie d'une femme qui avait eu, quelques jours avant de mourir, un zona gangréneux du cou, ne trouva aucune lésion du plexus cervical.

Bärensprung rapporte que Danielsen trouva, chez un homme mort de pneumonie deux mois après l'apparition d'un zoster pectoral, le sixième nerf intercostal gauche injecté et tuméfié, avec infiltration du névrilème. Esmarch (de Kiel) fit une semblable constatation. Bärensprung, dans son mémoire

3

de 1861, reprit ces trois observations, démontra ce qu'elles avaient d'incomplet et insista sur la nécessité de nouvelles recherches. Dans son mémoire de 1863, il publia l'autopsie d'un enfant âgé de vingt mois, mort de tuberculose pulmonaire, six semaines après le début d'un zoster intercostal hémorragique du côté droit ; il existait de ce côté d'étroites adhérences pleuro-pulmonaires ; les sixième, septième et huitième nerfs intercostaux étaient injectés et tuméfiés ; les racines étaient intactes, mais les ganglions spinaux correspondants avaient des lésions identiques à celles des nerfs. Il constata, au microscope, l'existence d'un processus inflammatoire très net ; les éléments nerveux des ganglions n'étaient pas détruits, mais les rameaux nerveux présentaient des fibres variqueuses, granuleuses, interrompues dans leur continuité.

Bärensprung terminait, cette observation en insistant sur l'extension du processus inflammatoire, non vers la moelle, mais vers la périphérie.

Charcot et Cotard publièrent, en 1865, le cas d'un zona cervical droit chez une femme atteinte d'un cancer vertébral. Les nerfs et les ganglions spinaux étaient très injectés et fortement tuméfiés ; les cellules des ganglions étaient intactes, mais le réseau vasculaire était injecté et il y avait prolifération conjonctive ; Charcot et Cotard conclurent à l'existence d'une névrite.

Weidner constata chez une femme atteinte de zona cervico-thoracique que la racine postérieure du premier nerf intercostal présentait un épaississement du névrilème avec infiltration abondante de noyaux.

Wagner rapporta le cas d'un zona intercostal avec augmentation du volume des ganglions dorsaux, dégénérescence graisseuse des cellules de ces ganglions, avec prolifération de la névroglie.

O. Wyss cita un cas de zoster ophtalmique, avec altérations de névrite aiguë, lésions des cellules nerveuses dans le
ganglion de Gasser et prolifération de la névroglie.

Sattler, Kaposi (1875), Chandelux (1889), rapportèrent des
observations analogues et constatèrent l'existence de lésions
dans les nerfs périphériques et les ganglions spinaux ; mais
tous restèrent incomplets dans leur description, et il a fallu
l'emploi d'une technique perfectionnée pour permettre aux
observateurs contemporains d'être plus précis.

Lesser trouve, dans un cas de zona cervical, le quatrième
ganglion droit présentant un foyer de dégénérescence graisseuse, mélangé de pigment ; des groupes de cellules nerveuses altérées par les foyers hémorragiques étaient, soit
transformés en blocs pigmentés, soit graisseux ; la myéline
des fibres correspondantes était segmentée et le cylindraxe
trouble. Le même auteur publie en 1883 une autopsie d'une
femme de soixante-treize ans, morte trois mois après le début
d'un zona thoracique : il constata une prolifération conjonctive dans le cinquième ganglion spinal, avec destruction des
cellules et tubes nerveux, et formation de tissu scléreux à
larges travées ; dans le quatrième ganglion, les lésions étaient
analogues et les tubes nerveux du cinquième nerf étaient dé-
générés.

Vaillard indique que, chez une femme morte d'asystolie
consécutive à une bronchite chronique et ayant présenté deux
mois avant un zona sur le trajet du onzième nerf intercostal
gauche, il a trouvé dans le ganglion dorsal rachidien correspondant une augmentation manifeste du stroma conjonctif :
des travées parcouraient le ganglion dans tous les sens, en-
tourant et isolant des groupes de cellules nerveuses et des
faisceaux de tubes ; chacun de ces îlots était à son tour divisé
par des traînées moins volumineuses qui dissociaient leurs
éléments et les montraient plus séparés qu'à l'état normal. Le

douzième ganglion présentait des lésions analogues, mais moins accusées.

Pitres et Vaillard donnent deux observations où les altérations nerveuses étaient graves : aucune fibre du nerf atteint n'était saine, et les lésions variaient depuis la simple segmentation de la myéline jusqu'à la destruction du cylindraxe ; dans les ganglions correspondants les cellules étaient intactes, mais il y avait atrophie de beaucoup de tubes et dégénérescence de la racine postérieure.

En 1884, A. Dubler rapporte, après un historique complet de la question, deux observations personnelles de zona, avec autopsies. La première observation est celle d'une femme de soixante-dix-sept ans, tuberculeuse, et atteinte, un an et demi avant sa mort, d'un zona intercostal : à l'autopsie, on trouva une périostite avec trois amas caséeux qui intéressaient les 6e, 7e, 8e, 9e nerfs intercostaux droits ; à l'œil nu, les nerfs étaient épaissis, rouges. Les lésions microscopiques de la névrite s'étendaient dans les deux sens, centripète et centrifuge. Le tissu interstitiel et les tubes nerveux étaient à la fois altérés : ces altérations se retrouvaient jusque dans le tissu adipeux d'une part, de l'autre elles s'arrêtaient avant d'atteindre les ganglions spinaux et la moelle. Il se trouvait que, précisément à gauche (côté opposé à celui du zoster), le ganglion spinal du 9e nerf intercostal était malade.

La deuxième observation de Dubler est celle d'une femme de soixante et onze ans qui, trois mois avant de mourir d'une pneumonie gauche dans le cours d'une néphrite chronique, présenta un zona du côté droit : à l'autopsie, névrite des 9e et 10e nerfs intercostaux droits. Ici la névrite ascendante avait atteint la racine postérieure et le ganglion du 9e nerf intercostal ; le ganglion du 10e nerf intercostal était sain.

Dans les deux cas, l'éruption cutanée était exactement superposée aux branches malades. Dubler recherche donc si le

zoster est dû à une lésion des ganglions spinaux ou à une lésion des rameaux cutanés ; il reprend les diverses relations
d'autopsies faites par Rayer, Danielsen, Esmarch, Bärensprung, Charcot et Cotard, Weidner, Wagner, Kaposi, etc.,
et que nous avons citées ; mais il fait la remarque qu'on ne
peut tenir un compte absolu de ces relations. En effet, tantôt
l'examen a été fait à l'œil nu, tantôt les examens microscopiques un peu superficiels n'ont pas porté sur toutes les branches des nerfs intercostaux, et, pour les gros troncs, sur
toute l'épaisseur du nerf ; rarement les nerfs de la peau ont
été examinés. Se fondant sur ses deux observations, Dubler
conclut à la névrite des filets cutanés, intéressant les filets
moteurs et les filets sensitifs ; il expliquerait de la sorte les
paralysies dans le décours d'un zoster.

Leudet, en 1887, trouva, à l'autopsie d'un tuberculeux atteint huit mois avant sa mort d'un zona frontal, toutes les lésions d'une névrite ancienne parenchymateuse et interstitielle : dans la périphérie des ganglions de Gasser un groupe
de tubes était dégénéré, les cellules étaient saines.

Pierre Leroux, reprenant les diverses théories apportées,
accepte celle de MM. Pitres et Vaillard et se rallie à la théorie des névrites parenchymateuses périphériques.

Enfin, parmi les renseignements bibliographiques qu'il nous
est permis de nous procurer, nous citerons le travail de Barthélemy sur la névrite du zona et une étude de de Luca. Ce
dernier auteur a fait de nombreuses expériences sur le lapin,
et il conclut que la névrite simple ne suffit pas à produire
l'éruption ; il considère le résultat négatif de ses expériences
comme une confirmation de la nature spécifique de la névrite
du zoster.

Il semble résulter des diverses autopsies qui ont été faites,
et des interprétations qui les ont accompagnées, que l'anatomie pathologique du zoster est encore loin d'être définitive-

ment fixée. Les uns pensent qu'il s'agit d'une lésion des ganglions spinaux ou du ganglion de Gasser et des racines postérieures, les autres d'une lésion isolée des filets nerveux.
Quelques-uns ont essayé de faire intervenir l'existence de lésions médullaires ou cérébrales et Kaposi, Dumean, Payne,
Weiss, Féré, citent plusieurs observations dans ce sens; mais
ces observations ne sont pas significatives et ont une valeur
très contestable; des examens plus récents et plus complets
montrent l'importance croissante des lésions phériphériques
des rameaux les plus ténus, moteurs ou sensitifs; ce qui expliquerait fort bien la disposition des lésions cutanées et la pro-
ductions des troubles moteurs correspondants. De nouvelles
recherches peuvent seules mettre les auteurs d'accord. Un
seul fait reste aujourd'hui démontré, c'est la liaison étroite du
zona avec des lésions nerveuses, que ces lésions siègent sur
les rameaux cutanés, les nerfs, les ganglions ou les centres.
Il nous appartiendra de démontrer bientôt que cette notion
n'est pas en contradiction avec l'idée du zona, maladie infectieuse.

Sur les lésions cutanées de l'herpès zoster, il n'y a pas de
discussion : la formation des plaques et des vésicules est semblable à celle de l'érythème ou de l'eczéma vésiculeux; on trouve
les modifications caractéristiques de toute vésicule inflammatoire. On constate une prolifération des éléments cellulaires
dans toute l'épaisseur de la couche muqueuse de Malpighi,
ainsi que dans une partie du tissu cellulaire sous-cutané; à
la période de complet développement, les tissus sont envahis
par une infiltration séreuse, tandis que les cellules épithélia-
les se gonflent jusqu'à quintupler de volume et que beaucoup
se segmentent. Les vaisseaux des papilles et du chorion sont
dilatés et gorgés de sang.

La description de Haight montre que la pustule du zoster
a, en somme, un développement analogue à celui de la pustule variolique.

Les altérations consécutives de la peau dépendent de la profondeur des lésions. L'examen du liquide des vésico-pustules montre l'existence de leucocytes, plus ou moins nombreux, nageant au milieu de la sérosité transparente au début, puis louche à cause de la multiplication des éléments solides et de la présence des hématies. Pfeiffer a trouvé dans les pustules du zona des spores analogues à celles de la varicelle et de la variole, ne présentant aucun caractère spécifique : les inoculations qu'il a pratiquées sont restées infructueuses. Troisier, Tammosali, ont repris les travaux de Pfeiffer et ont également échoué dans leurs expériences.

Comme il est facile d'en juger, les altérations des éléments nerveux sont de beaucoup les plus intéressantes ; elles permettent seules d'expliquer la marche de l'affection.

CHAPITRE IV

GÉNÉRALITÉS. — ÉTIOLOGIE ET PATHOGÉNIE

La pathologie générale sépare très nettement la pathogénie de l'étiologie. Tandis que la première s'occupe de la génération de la maladie, qu'elle nous montre l'action des causes morbides dans leur évolution, leurs transformations; la seconde a pour unique objet la connaissance des causes, le mode d'impression des causes.

Mais, en fait, l'étiologie et la pathogénie ont tant de points de contact, une liaison si intime, qu'il est quelquefois permis de les traiter simultanément, sans cependant les confondre. Cette distinction établie, et, après quelques généralités, nous nous efforcerons de prouver, avec la plupart des auteurs contemporains, qu'il existe un zona idiopathique, avec une étiologie, une symptomatologie, une évolution particulière, et des zonas symptomatiques, à tableau clinique tout différent, secondaires à des affections d'ordre médical ou chirurgical. Nous chercherons la cause ou les causes des uns et de l'autre, en nous appuyant sur les observations des auteurs et sur nos observations personnelles ; nous passerons ensuite en revue les diverses théories pathogéniques qui ont été tour à tour en honneur, et nous terminerons cette étude en essayant de démontrer que l'étiologie et la pathogénie, aujourd'hui admises, du zona idiopathique, loin de s'exclure, peuvent parfaitement s'accorder.

GÉNÉRALITÉS. — Le zona est une maladie assez rare. Duncan Bulkley, sur 8,000 cas d'affections cutanées, n'en a trouvé que 88, soit 1,10 pour 100. La statistique de l'Association dermatologique des États-Unis (Duhring) donne 262 cas sur 16,863 malades, soit 1,55 pour 100.

Il se rencontre à tout âge. Il est rare chez les nourrissons ; cependant Fox l'a observé chez un enfant de cinq mois, dont la mère eut un zoster de la cuisse pendant la grossesse. M. Comby a fait une communication à la Société médicale des hôpitaux, d'après laquelle le zoster serait exceptionnel dans la première enfance et moins rare dans la seconde ; après deux ans, le zona se rencontrerait aussi souvent chez les enfants que chez les adultes. Bohn, Thomas, Steiner (de Prague), Fabre, ont publié des statistiques dans ce sens. Leroux fait, à juste raison, observer qu'il faut tenir un certain compte de la bénignité du zona chez les enfants du premier âge ; la douleur chez eux n'existe pas ; il n'y a donc rien d'étonnant à ce que l'éruption puisse passer inaperçue.

Le grand âge ne met pas à l'abri de l'herpès zoster, on cite des vieillards de quatre-vingt-cinq et quatre-vingt-dix ans qui en étaient atteints.

Il frappe à peu près également les deux sexes : certains auteurs ont voulu qu'il soit un peu plus fréquent chez l'homme.

ÉTIOLOGIE ET PATHOGÉNIE. — A. — *Du zona idiopathique et des éruptions zostériformes-symptomatiques.* — *Des caractères du zona idiopathique.* — *Épidémie de fièvre zoster.* — Il est admis aujourd'hui que, derrière la dermopathie qui constitue le zoster, se cache une neuropathie. Mais cette lésion nerveuse, pourquoi s'est-elle déclarée ? d'où vient-elle ? de quoi est-elle la manifestation ?

Dans les nombreuses observations qui ont été publiées, les

auteurs ont toujours recherché les causes qu'il était permis d'accepter et d'invoquer. Les uns ont imaginé des conditions cosmiques et somatiques particulières ; les autres ont trouvé tantôt des lésions nerveuses centrales ou périphériques, tantôt certaines intoxications, tantôt enfin un traumatisme. Mais il arrivait souvent que toutes les recherches étiologiques étaient infructueuses, qu'à l'origine d'un zoster on ne trouvait rien, ni une lésion spinale ou centrale, ni de l'arthritisme, ni de la tuberculose ; on ne pouvait pas invoquer davantage une intoxication ou un traumatisme ; le refroidissement lui-même, si souvent mis en cause, ne pouvait intervenir. La névrite cependant existait, l'éruption était manifeste. Comment les expliquer ? La clinique est encore une fois venue au secours de l'anatomie pathologique ; l'observation étroite de la maladie, l'étude minutieuse de son développement, de son évolution et de sa marche, ont apporté l'explication demandée. On ne tarda pas à remarquer, en effet, que tous les zonas ne se ressemblaient pas, qu'il existait une forme spéciale de zoster se présentant toujours avec des caractères propres, avec une évolution et une marche semblables, et que, parallèlement à cette forme de zoster et à côté d'elle d'autres éruptions zostériennes pouvaient naître, absolument différentes, n'offrant pour ainsi dire de commun que l'aspect objectif et certaines ressemblances anatomiques.

C'est à Borsieri, à Trousseau, à Rohe et surtout à Landouzy, que l'on doit cette conception nouvelle du zona et sa division en zona idiopathique et zona symptomatique.

Nous devons résumer ici cette remarquable clinique de Landouzy, qui ne saurait être plus complète et plus magistrale.

« Le zona, dit Landouzy, en dépit de ses allures, qui semblent jurer le type de la maladie locale, en dépit de son cantonnement en une région limitée du corps, peut être invoqué,

sans paradoxe, pour défendre la thèse des maladies générales. » Il cite l'observation d'une femme C..., âgée de cinquante ans, entrée au n° 3 de la salle Sainte-Anne (Hôpital de
la Charité) et atteinte d'un zona dorso-pectoral gauche. En
dehors de l'éruption typique, ni l'examen, ni l'interrogatoire
de la malade ne révélait rien : ni douleur spontanée ou provoquée ; pas d'éruption à la gorge, à la vulve, à l'anus. Et
pourtant il y a de la fièvre (38°8), de l'inappétence et une langue saburrale.

Le diagnostic cependant s'impose : il y a dermopathie, et
derrière cette dermopathie se cache une neuropathie. « Chez
notre femme rien, absolument rien qui puisse, de prime
abord, aider à comprendre la genèse d'une neuropathie. »
Landouzy recherche en vain une lésion spinale, un trouble
fonctionnel, un traumatisme, un refroidissement. Il fait d'ailleurs des réserves sur le rôle pathogénique du froid : « Nous
nions ici l'action étiologique du froid, non parce que chez notre
femme l'enquête la plus minutieuse a été négative, mais parce
que, si cela avait été dans un coup de froid que notre malade
eût trouvé le moyen de faire la neuropathie qui devait aboutir
à son zoster, notre femme ou ses pareilles, usant du même
procédé étiologique, ne manqueraient pas, un jour ou l'autre,
de refaire pareille neuropathie qui les aurait conduites à pareil
zoster tout comme peuvent nous refaire un torticolis, un lum-
bago, une paralysie faciale ou des névralgies ceux de nos
malades qui s'exposent de nouveau aux mêmes causes. »

Or, ce zona, la malade observée ne le refera jamais, pas
plus sur le tronc qu'ailleurs, dans les conditions exposées,
c'est-à-dire d'une façon spontanée et aiguë.

Landouzy cite un autre cas de zona développé chez un paralytique général en traitement à la Charité.

Ce malade ne refera pas non plus un zoster semblable :
peut-être fera-t-il certaines éruptions zostériformes, ayant

l'aspect extérieur du zona, mais ces éruptions auront une évolution toute différente : « Quant à refaire une maladie caractérisée par l'apparition spontanée, aiguë, cyclique, d'un exanthème vésiculeux, se terminant spontanément par la guérison, nos deux malades en deviennent, à partir d'aujourd'hui, absolument incapables. »

A l'appui de son affirmation, Landouzy donne seize cas observés par lui, suivis depuis longtemps et sans récidives ; il apporte les opinions de Hardy, Neumann, Moritz Kaposi, P. Fabre, Louis-A. Dubring. Et comme Besnier et Doyon, qui reproduisent l'avis de Kaposi, ne peuvent s'expliquer la non-récidivité et la comprendre, il leur répond : « L'unicité du zoster ne peut être comprise, à moins pourtant qu'on ne tente d'appliquer à son interprétation certaines notions de pathologie générale. »

Est-ce que les oreillons, la coqueluche, la scarlatine, la vaccine, la fièvre typhoïde, la variole, ne confèrent pas l'immunité ? En tout cas on n'a pas d'exemple en clinique qu'une maladie locale, restant locale, puisse la conférer. La pathologie générale enseigne que l'immunité est l'apanage des seules maladies qui sont à la fois générales et infectieuses, pourquoi donc ne pas leur assimiler le zoster, puisque le zoster, tous l'admettent sans conteste, ne récidive pas ?

Landouzy se demande alors ce qu'a de si singulier « cette conception du zoster, maladie générale et infectieuse se résolvant en une neuropathie. » Est-ce que d'autres maladies générales infectieuses n'apportent pas des localisations spéciales ? Et il cite la fièvre ourlienne, la coqueluche, la rage, parmi tant d'autres : la fièvre ourlienne donne lieu à une détermination parotidienne la coqueluche aboutit à un catarhe convulsif, la rage se localise dans le bulbe ; pourquoi le zoster ne se localiserait-il pas sur le système nerveux ?

Mais Landouzy n'apporte pas seulement ce grand fait de

l'unicité du zoster comme preuve de maladie générale et infectieuse. Le zona s'accompagne le plus souvent de prodromes
et toujours la fièvre. Cette fièvre est légère, mais quelquefois
elle peut être assez intense. Et ici Landouzy se trouve d'accord avec tous ceux qui ont attentivement étudié l'évolution
du zona, avec Rayer, Grisolle, Trousseau, Hardy, Béhier.
« Par la fièvre le zoster offre un nouveau point de ressemblance
avec les maladies générales infectieuses; pour peu intense,
peu durable qu'elle soit, la fièvre du zoster a autant d'importance dans l'histoire générale de la maladie-zona qu'elle en
prend dans l'histoire des oreillons, de la vaccine, de la coqueluche. » Et, après avoir longuement insisté sur le caractère de
la fièvre dans le zoster, Landouzy fait remarquer un fait sur
lequel il nous appartiendra d'insister bientôt d'une façon toute
particulière, que le zoster se montre plus fréquemment dans
certaines saisons et par séries. Les caractères d'épidémicité,
de contagion, ne lui ont donc pas échappé, de même qu'ils
n'avaient auparavant pas échappé à Hardy, à Trousseau, à
et à Erb, et sur lesquels, après lui, bien d'autres que nous
citerons ont voulu s'étendre.

Toutes ces raisons ne laissent pas de former un faisceau
qui rend acceptable la conception du zoster maladie générale,
infectieuse, *neuropathie spécifique*.

A côté de cette fièvre zoster, maladie générale, que sont
donc les éruptions zostériformes, que deviennent-elles en saine
nosographie ?

« Ces éruptions zostériformes, dit Landouzy, sont à la fièvre
zoster ce que les éruptions scarlatiniformes sont à la scarlatine, elles sont ce que vous appelleriez volontiers des zonas
symptomatiques, des zonas symptômes, par opposition au zona
idiopathique essentiel, ou zona maladie. Il y aura objective-
ment aspect indentique ; la différence apparaîtra alors seulement que vous assisterez à *l'évolution* des uns et de l'autre.

Celle-ci sera venue spontanément, d'une façon aiguë, avec fièvre, et sera terminée en quelques jours ; celles-là, au contraire, s'échelonnent sans fièvre personnelle le long d'un nerf douloureux, depuis qu'il aura été enserré dans un cal vicieux ; celles-là récidiveront le long d'un nerf comprimé par une esquille ou une exostose ; celles-là apparaîtront de temps en temps le long du membre d'un tabétique, celles-là consécutivement à des blessures de la cuisse et du bras. La cause du zoster est une, toujours la même, l'infection ; la cause des éruptions zostériformes est variable. L'évolution du zoster se fait d'une manière presque cyclique, suivant un type presque invariable ; l'évolution des éruptions zostériformes est aussi imprévue que celle du zoster est réglée ; elle reste subordonnée tout entière à la durée, à l'intensité, à la persistance, à l'extinction, à la récidive de la lésion nerveuse. »

On nous pardonnera d'avoir reproduit tout ce passage. On ne saurait certes dire mieux, plus clairement, plus justement, plus scientifiquement. »

Landouzy, poursuivant la discussion de sa thèse, différencie maintenant la fièvre zoster de la fièvre herpétique :

L'aspect extérieur du groupe vésiculaire, les caractères morphologiques, ne suffiraient pas à les distinguer ; seules les circonstances étiologiques, pathogéniques, l'évolution, restent essentiellement différentes. La fièvre zostérienne confère l'immunité, tandis que la fièvre herpétique est, de toutes les manières de maladies, celles qui récidive le plus. « C'est là un caractère qui permet de rejeter définitivement toutes les analogies de nature qu'on voudrait établir entre le zoster et les maladies herpétiques. » Que la fièvre herpétique, avec ses manifestations aiguës, ses localisations buccales, nasales ou autres, trouve son origine dans une viciation humorale ou qu'elle soit elle-même d'origine infectieuse, elle n'en diffère donc pas moins de la fièvre zoster.

Et Landouzy tire des longs développements qu'il a donnés les conclusions suivantes :

1º Qu'il ne saurait y avoir aucun rapport, ni en nosographie ni en clinique, entre les herpes genitalis, labialis ou autres et le zoster, de telle sorte qu'on ne devrait « jamais accoler le mot herpès au mot zoster » ;

2º Qu'il faut distinguer le zoster, maladie générale et infectieuse, des éruptions zostériformes, qui restent une expression symptomatique ; il y a entre la fièvre zoster et ces éruptions « toute la distance qui sépare et toute la différence qui distingue une maladie d'un symptôme. »

· Tout en restant dans les données classiques, nous admettrons donc avec Landouzy deux espèces de zonas, un zona idiopathique et un zona symptomatique d'affections particulières.

Nous accepterons de même les raisons qui font considérer la fièvre zoster comme une maladie générale et infectieuse, et nous n'insisterons pas davantage sur les deux grands caractères dont la valeur ne peut être niée, c'est-à-dire la non-récidivité et la fièvre. Mais nous reprendrons avec force un troisième élément, qui nous paraît considérable, sur lequel Landouzy n'insiste pas assez, et qui, à notre avis, doit fixer définitivement la question, nous voulons parler du caractère d'épidémicité et de contagion affecté souvent par le zoster.

Déjà Geoffroy (en mars 1778) avait remarqué qu'après être resté un certain temps sans rencontrer de cas de zona, on pouvait en voir une éclosion simultanée ou successive.

Rayer (été et automne 1827), Cazenave, relatèrent cette allure quasi-épidémique que Bäresprung attribua sans préciser à une influence atmosphérique. L'idée de contagion, encore obscure, prit avec Trousseau une certaine forme : il s'agissait d'un jeune homme atteint de zona thoracique après avoir donné ses soins à sa mère qui avait présenté la même maladie.

C. Fischer (de Root) fit à la section berlinoise de la Société
médicale de la Suisse centrale, le 29 décembre 1875, la communication d'une *petite épidmie* de zona : il en avait noté
six cas dans l'espace de cinquante jours.

Le professeur Hardy disait souvent : « un zona n'entre jamais seul à l'hôpital ». Walter a publié une série curieuse :
trois étudiants ont été pris de zona dans une même chambre
qu'ils avaient occupée successivement. Kaposi, insistant sur
la nature infectieuse et contagieuse du zona protopathique,
publia la relation d'une petite épidémie de zoster.

Gauthier (de Charolles) a signalé dans sa pratique une série
de onze cas de zoster observés dans l'espace de moins de
deux mois.

Féré cite de même quatre cas de zona épidémique.

Nous trouvons enfin dans les *Archiv für Dermat.* (1890)
une observation importante de Weiss : c'est une série de quinze
cas de zoster dans l'espace de deux mois (automne, Clinique
de Prague) alors que, dans le restant de l'année, trois cas
seulement avaient été constatés. Weiss accuse le refroidissement, non pas comme cause déterminante, mais comme cause
prédisposante, et il conclut avec Landouzy à une neuropathie d'origine infectieuse.

A cette énumération de cas de zoster ayant un caractère
d'épidémicité, nous sommes heureux de joindre nos huit observations personnelles.

Dans un village de deux mille habitants à peine, en un mois
et demi (août et septembre 1894), il nous a été permis de constater
huit cas essentiellement classiques d'herpès zoster. Ici la contagion est indiquée de façon parfaite et le caractère épidémique ne saurait être nié. Le premier cas fut constaté le 6 août
chez un malade arrivant de Paris (obs. I) et porteur d'un zona
intercostal qui suivit une marche normale.

Le 12 août, les croûtes ont disparu, et le 12 août nous sommes appelé à examiner dans la même habitation la tante de notre malade. Elle présentait deux placards érythémateux sur le trajet du 12e nerf intercostal.

Son zona fut normal et rien dans son évolution ne mérite d'être signalé. La contagion seule est remarquable.

Les autres cas de zona se produisirent successivement, et guérirent après une marche semblable.

C'est en vain qu'à l'instar de Landouzy nous avons cherché chez nos malades une cause pouvant nous permettre d'expliquer l'origine de l'affection. Chez aucun, nous n'avons trouvé de traces de lésion organique, de lésion nerveuse centrale ou spinale, de tumeur de voisinage ayant pu produire une névrite, d'intoxication ou de traumatisme. Chez tous, au contraire, l'évolution du zoster a été identique ou à peu près identique : la fièvre a été toujours notée avec son cortège, et, détail à retenir, l'engorgement ganglionnaire signalé déjà par un certain nombre d'auteurs n'a pas fait défaut une seule fois.

C'était bien, en un mot, la symptomatologie très nette et la marche très parfaitement caractérisée du zoster idiopathique. Mais, en signalant l'importance documentaire de nos observations en général, nous ferons remarquer combien, en particulier, les deux premières et les trois avant-dernières sont surtout intéressantes. Il s'agit ici de membres d'une même famille, vivant ensemble dans une même maison, ayant un contact et des rapports constants, atteints, pour ainsi dire, au même moment d'une même maladie. En pathologie générale, l'infection et la contagion seules peuvent expliquer un tel fait, que toutes les hypothèses, toutes les théories ne sauraient parvenir à détruire.

Si maintenant nous ajoutons aux caractères développés avec ampleur par Landouzy, à savoir la non-récidivité habituelle, la fièvre et la régularité cyclique, ces autres caractères, d'une importance plus capitale peut-être encore, l'épidémicité, la contagion et l'engorgement ganglionnaire lui-même, ne possédons-nous pas tous les éléments permettant, non de soutenir, mais d'affirmer que la fièvre zoster est une maladie générale, infectieuse et épidémique ?

L'imprégnation de l'économie par un agent infectieux existe donc : cet agent zostérien, inconnu dans son essence, n'est encore décelable que par ses seuls méfaits ; il est réservé à l'anatomie pathologique de le rechercher, de le découvrir, de l'étudier, de montrer comment il pénètre dans l'organisme et quelles sont les voies suivies par lui pour parvenir à une localisation nerveuse.

Les cliniciens et les observateurs, en démontrant l'infection, ont rempli surabondamment leur rôle ; aux anatomo-pathologistes d'accomplir le leur.

Quant à la question des tempéraments, elle n'a plus aujourd'hui toute l'importance que Bazin lui donnait quand il distingua deux zonas, l'un arthritique, l'autre herpétique.

On peut admettre très bien, cependant, que le germe infectieux zostérien ne se fixe pas au hasard sur le premier organisme qu'il rencontre, mais qu'il fait élection de domicile, comme le fait remarquer Gauthier (de Charolles) (*Lyon médical*), sur certains terrains disposés à le recevoir, prédisposés à la névrite.

Or l'arthritisme, qu'on retrouve à la base d'un grand nombre de maladies du système nerveux, jouirait par excellence du privilège de prédisposer à la névrite.

N'existe-t-il pas, d'ailleurs, une névrite rhumatismale (Besnier), une névrite goutteuse (Graves), une névrite diabétique (Pavy), une névrite du mal de Bright ? Beaucoup de névralgies sciatiques rebelles ne sont-elles pas symptomatiques de véritables névrites ?

Vergely a publié, dans le *Progrès médical* du 26 septembre 1891, un travail sur le zona diabétique où il montre le rôle prédisposant du diabète.

Dreyfous, dans la *France médicale* du 7 février 1889, insiste, de son côté, sur l'hérédité nerveuse dans le zona. Il constate que la parenté entre la fièvre zoster et un certain nombre d'affections du système nerveux est démontrée par un grand nombre de faits : coïncidence du zona et des névralgies, des paralysies, des atrophies. Il ajoute que cette notion ne saurait contredire l'idée du zona, maladie infectieuse, car on sait que les maladies infectieuses ont souvent une localisation du côté du système nerveux ; l'hérédité, ici, préparait le terrain.

D'autres auteurs, Letulle, par exemple, ont réuni l'hérédité nerveuse et l'hérédité arthritique ; ils ont soutenu que le terrain neuro-arthritique était le terrain par excellence du zona, tout en reconnaissant cependant que la nature du zoster se résumait en la notion d'une maladie infectieuse.

La prédisposition du sujet peut donc et semble jouer un rôle dans la fixation de l'agent zostérien.

Nous nous contenterons d'ajouter que nous avons constaté, pour notre part, l'hérédité arthritique nettement établie chez trois de nos malades.

B. — *Des causes des éruptions zostériformes symptomatiques.* — L'étude des causes du zona secondaire permet d'arriver à des conclusions précises. Il peut dépendre de lésions nerveuses centrales ou périphériques, d'intoxications et d'infections. Il nous a paru qu'on pouvait ainsi, et pour mettre de l'ordre dans une question aussi complexe, former logiquement quatre grandes classes :

1° Zonas de cause centrale.

Ces zonas peuvent être d'origine cérébrale ou médullaire.

a) L'origine cérébrale prête matière à discussion. Duncan, Payne, ont cité deux observations peu concluantes : il s'agissait d'un zona de la cuisse développé en même temps qu'une hémiplégie. Charcot observa à la Salpêtrière, chez une femme atteinte de ramollissement, un zona pectoral ; mais il fit des réserves parce qu'il constata à l'autopsie l'existence d'une embolie dans une artériole spinale ; cette embolie comprimait un des rameaux du nerf dans la circonscription duquel avait paru le zona.

Le travail de Neiss n'est guère plus probant : l'éruption a récidivé quatre fois en six semaines, avec parésie, atrophie musculaire, troubles trophiques cutanés, pouvant faire croire à une névrite. Leudet a cité deux cas de zoster de la face dans le cours de méningites chroniques ; mais il existait en même temps des névralgies frontales permettant de penser à une névrite trifaciale.

b) L'origine médullaire est moins contestable. Tantôt il s'agit de myélites aiguës, tel le cas de paralysie spinale d'un adulte rapporté par Charcot ; tantôt, et plus souvent encore, de myélites chroniques, tabes dorsal (Charcot et Vulpian); tantôt enfin d'irritation spinale simple.

2° Zonas secondaires à des lésions nerveuses périphériques.

Les auteurs s'accordent à penser que les zonas secondaires sont le plus souvent symptomatiques de lésions nerveuses périphériques.

a) La névrite peut être spontanée, soit aiguë, comme dans un cas cité par Leudet, soit chronique (névrite progressive de Duménil, *Gaz. hebd.*, 1866, névralgie sciatique de Charcot, névrite noueuse de Curschmann et Eisenlöhr).

b) En général, elle est provoquée par une irritation d'ordre médical (Leroux); telles sont les compressions des nerfs intercostaux par la carie vertébrale (Wagner), par le cancer vertébral (Charcot et Cotard), par une ostéo-périostite tuberculeuse des côtes (Dubler), par des abcès par congestion (Chandelux).

c) La névrite traumatique a été depuis longtemps constatée. Charcot (en 1859) rapporta le cas d'un zoster du sciatique avec névralgie à la suite d'une lésion de ce nerf par une balle. Rouget cita le cas d'un zoster du bras après blessure par arme à feu. Fabre, Schmidt, Oppozer et Bouchard ont observé des cas semblables.

Riesel publia l'observation d'un zoster pectoral gauche chez une femme, à la suite de l'amputation du sein ; il crut à une névrite propagée.

Ory a rapporté le cas d'un zona traumatique des doigts : l'éruption était survenue *une heure* après l'accident.

Bossion a publié un cas identique. Le nombre de faits cités ne permet donc pas de nier le traumatisme dans l'étiologie des éruptions zostériformes ;

3° Zonas secondaires à des intoxications : On a incriminé, comme pouvant produire le zona secondaire, certains agents toxiques ; on cite parmi ces agents l'oxyde de carbone, le plomb, l'arsenic, le mercure, etc.

Leudet a rapporté un cas d'herpès zoster se développant progressivement à la tempe droite, à l'avant-bras et à la cuisse, à suite d'un empoisonnement par l'oxyde de carbone. Sattler a publié un cas d'herpès frontal dans des conditions identiques. Une observation de zona brachial consécutif à une intoxication saturnine a été enregistrée par Lomier. L'arsenic a été accusé par Hutchinson (1868) : Son action se serait manifestée chez huit malades atteints d'affections chroniques (sciatique, eczéma, etc.) et soumis à un traitement arsenical prolongé. Julien Berger a rejeté l'opinion d'Hutchinson ; il ne voit là qu'une simple coïncidence.

Touton (*Arch. f. Dermat.*, XXI, 6) a signalé un zona fémoral à la suite d'une injection intra-musculaire de salicylate de mercure. Doit-on incriminer ici le traumatisme, l'agent toxique ou la syphilis dont le sujet était atteint ?

Il n'est pas jusqu'aux moules, qui n'aient été mises en cause : un garçon de trois ans, dit Leroux, fut pris, à la suite d'indigestion de cet aliment, de douleurs épigastriques et de vomissements ; il avait le lendemain un zona thoracique gauche, avec quelques vésicules sur la cuisse du même côté, tandis que son frère aîné, avec une semblable indigestion, présentait une urticaire généralisée ;

4° Zonas secondaires à des infections : On a signalé des cas de zona dans la tuberculose, quelques cas dans l'évolution de la pneumonie, de la rougeole ; plusieurs observations d'éruption zostériforme ont même été notées chez des syphilitiques.

Leudet a été un des premiers à insister sur le zona chez les tuberculeux, atteints le plus souvent de lésions pleuropulmonaires. G. Behrend rapporte, dans une même famille, deux cas de zona récidivant chez des sujets manifestement bacillaires. Barié cite trois cas de zona localisé dans la région périnéo-génitale chez des tuberculeux, et il conclut que le zona peut être dû, soit à des méningo-myélites tuberculeuses, soit plus probablement à des névrites parenchymateuses périphériques, de même origine.

Dans sa thèse de Paris (1888), Leroux tire les conclusions suivantes :

1° Les troubles nerveux observés au cours de la tuberculose pulmonaire chronique sont fréquents : névralgies, hyperesthésies, troubles de la motilité, amyotrophies, trophonévroses ;

2° Le zona est une complication rare de la tuberculose chronique, et il survient de préférence à la troisième période de la maladie ;

3° Ce zona des tuberculeux se range dans la classe des éruptions zostériformes secondaires ;

4° Il reconnaît pour cause parfois une méningo-myélite tuberculeuse, mais le plus souvent une névrite parenchymateuse des nerfs périphériques.

Certains auteurs ont même avancé que le zona pouvait être considéré comme un symptôme prémonitoire de la tuberculose, et Lemonnier a rapporté quelques cas pouvant le laisser supposer. Cette hypothèse n'est pas acceptée et les observations de Lemonnier sont loin d'être probantes : il est plus exact de supposer qu'exceptionnellement l'éruption zostériforme s'est montrée à la première période de la tuberculose, au lieu de se montrer à la troisième, ce qui est habituel.

Mais la tuberculose, comme nous l'avons déjà dit, n'a pas été la seule maladie infectieuse incriminée. Déjà, en 1877, Van Heusinger communiquait à la Société médicale de Marburg (8 août) un cas de zona du troisième espace intercostal droit survenu dans le cours d'une pneumonie franche du sommet droit. E. Schaffer en a publié un nouveau cas.

Adenot rapporte une observation intéressante de zona développé sur le trajet du radial pendant une rougeole. Il croit que le zona radial qu'il qualifie de rubéolique a été provoqué par le principe infectieux de la rougeole localisé sur le nerf radial.

Nous avons revu ces travaux et il nous a semblé qu'on pourrait former une grande classe où tous les zonas secondaires à l'évolution de germes pathogènes infectieux devaient être compris. Il ne s'agit pas ici de diminuer l'importance et l'action de l'agent zostérien, cause d'une maladie générale parfaitement déterminée, le zona idiopathique ; il doit être seulement question de certaines maladies infectieuses, aiguës ou chroniques, capables de troubler la nutrition des divers éléments constitutifs du système nerveux. Ces éruptions zos-

tériformes pourraient, il nous semble, être en quelque sorte
comparées aussi bien aux néphrites d'origine infectieuses
qu'aux myélites et aux encéphalites secondaires à la dothié-
nenterie ou à la variole. Il ne resterait plus qu'à déterminer
le mode d'action de ces germes infectieux ou des poisons sé-
crétés par eux, les lésions matérielles qu'ils produisent sur
les filets nerveux terminaux, sur les ganglions nerveux ou
même sur les troncs des nerfs et les centres bulbo-protubé-
rantiels.

C. — *Des diverses théories pathogéniques du zona.* —
Quand, s'appuyant sur les examens anatomo-pathologiques
et sur les données étiologiques du zona, on cherche à établir
sa pathogénie, on ne laisse pas de se trouver en présence
d'opinions très différentes ou contradictoires. Cette discor-
dance dans les idées s'explique par ce seul fait qu'on a con-
ondu, sous un même nom, des affections essentiellement
différentes. Il est encore vrai de remarquer que l'anatomie
pathologique, incomplète et insuffisante, n'a pu révéler dans
toutes ces formes qu'un processus commun d'irritation. Cette
réserve faite, il est intéressant de rappeler les théories émises.

1° Théorie vaso-motrice : Les troubles trophiques seraient
dus à des modifications de l'irritation sanguine déterminée par
les nerfs vasculaires. Eulenburg, qui a été un de ses plus ar-
dents promoteurs, considérait le zona comme une névrose
vaso-motrice des couches cutanées superficielles, une angio-
névrose exanthématique.

Les expériences de Weber et les critiques de Vulpian ont
montré le mal-fondé de cette théorie, qui n'a plus aujourd'hui
de partisans (Leroux).

2° Théorie des nerfs trophiques : Samuel (1860), cherchant
une explication convenable et simple des lésions trophiques
consécutives aux lésions nerveuses, émit cette théorie, que

Bärensprung et bien d'autres auteurs acceptèrent. Mais que sont ces nerfs trophiques et les connaît-on anatomiquement? Charcot ne leur reconnaît qu'une existence très problématique. Cette théorie, très séduisante, n'en demeure pas moins imaginaire.

3° Théorie de l'action trophique des nerfs sensitifs : Ce n'est pas par Mayet (de Lyon), comme on le croit (1868), que cette théorie, qu'on pourrait encore appeler théorie réflexe, a été proposée; Guénau de Mussy l'avait émise dans ses leçons faites à l'Hôtel-Dieu de Paris, en 1859 et 1860. Mayet la reprit et Vulpian l'accepta avec certaines réserves pour la formuler comme suit : « On peut supposer que l'irritation dont les nerfs deviennent le siège sous l'influence de certaines causes, peut déterminer dans les centres trophiques des troubles fonctionnels qui pourraient retentir, par l'intermédiaire des fibres restées intactes, sur les éléments anatomiques de la peau avec lesquels les extrémités périphériques de ces fibres se mettent en rapport; en d'autres termes, l'influence excitatrice et régulatrice que les centres nerveux exercent sur la nutrition intime des éléments anatomiques de la peau sera modifiée, exaltée ou pervertie, et le résultat de cette modification sera le développement de vésicules d'herpès. » Barié n'accepta pas ces explications et montra combien elles étaient embrouillées, complexes et insuffisantes. Barth fait, avec raison, observer que cette action réflexe n'est plus guère admise aujourd'hui.

4° Théorie de la névrite propagée : L'esprit n'est point satisfait par les hypothèses que nous venons de résumer; il nous faut donc chercher d'un autre côté une explication mieux en conformité avec les données de la clinique et de l'anatomo-pathologie.

Les perfectionnements de la technique histologique ont en effet montré la fréquence des lésions des nerfs; ils ont, par cela même, étendu le champ des névrites périphériques. C'est aujourd'hui la théorie en honneur, celle qui paraît s'imposer : l'éruption cutanée du zona serait simplement le résultat d'une irritation inflammatoire transmise par continuité de tissu d'un rameau nerveux aux éléments cutanés, parmi lesquels il se distribue (Barth). — Déjà, en 1875, Vulpian, tout en étant le défenseur de l'hypothèse précédente, regardait la théorie de la névrite propagée comme parfaitement acceptable. Gerhardt obtint dans les cas de zona les mêmes réactions de dégénérescence que dans les cas de névrite, et confirma l'opinion de la lésion nerveuse périphérique.

Mais d'autres questions se posent : quel est le siège de cette lésion ? est-elle ganglionnaire ou périphérique ? est-elle parenchymateuse ou interstitielle ? Quelle est la nature de ces lésions ?

Nous ne répèterons pas ce que nous avons longuement dit et discuté à propos de l'anatomie pathologique. Nous nous contenterons d'affirmer une nouvelle fois qu'il existe une liaison parfaitement établie entre le zona et les lésions nerveuses, que ces lésions siègent sur les rameaux cutanés, les nerfs ou les ganglions. Et puisque les éruptions de zona sont dans un rapport si intime avec les filets nerveux, que les groupes de vésicules sont toujours disposés suivant leur trajet et que l'efflorescence zostérique se cantonne dans le district cutané, notre conclusion naturelle sera que la dermopathie est sous la dépendance de la *névrite.*

Quelle est maintenant la nature de cette névrite ?

Cette nature sera différente suivant l'origine du zoster, suivant qu'il s'agira d'un zona idiopathique ou d'éruptions zostériformes.

D'autre part, nous avons vu que les zonas symptomatiques pouvaient dépendre de lésions nerveuses centrales ou périphériques. La nature de la névrite est donc facile à constater : il s'agit de lésions nerveuses apparentes, dont les causes restent connues (ramollissement, myélites, méningo-myélites, tabes, hystérie, carie des vertèbres, cancer vertébral, ostéo-périostite, etc.).

Plusieurs cas de zonas secondaires à des traumatismes ont été notés : l'étiologie se confond ici avec la pathogénie, et tout le monde est d'accord pour admettre l'existence de névrites traumatiques. •

L'action des agents toxiques sur le système nerveux en général et sur les nerfs en particulier a été depuis longtemps étudiée et indiquée.

On a signalé, dans les diverses intoxications, des troubles de la sensibilité générale, de la motilité (paralysies et tremblements) et des troubles trophiques : la névrite consécutive à une intoxication par l'oxyde de carbone, par le plomb, par l'arsenic, par le mercure, peut donc parfaitement s'admettre.

Quant à la névrite post-infectieuse, elle est aujourd'hui reconnue par tous. « La variole, dit le professeur Pitres (de Bordeaux) (*Un cas de polynévrite primitive*, in *Bulletin médical*, 1887, p. 931), la fièvre typhoïde, le typhus, la tuberculose, la diphtérie, peuvent déterminer des névrites à symptomatologie plus ou moins caractérisée. »

Il y a en ce moment-ci, dans le service de M. le professeur Grasset, à l'Hôpital Suburbain, un cas de névrite sciatique, d'origine blennorrhagique.

Rien ne saurait nous permettre de mettre en doute cette névrite post-infectieuse ; nous avons rapporté plusieurs cas de zonas consécutifs, soit à la tuberculose, soit à la pneumonie, soit à la rougeole.

CHAPITRE V

DIAGNOSTIC. — PRONOSTIC. — TRAITEMENT

DIAGNOSTIC. — Le zona est généralement facile à reconnaître : les symptômes prodromiques, la disposition des vésicules, l'unilatéralité, constituent un ensemble caractéristique.

On pourrait certes commettre une erreur de diagnostic, si on s'arrêtait à l'idée d'une névralgie intercostale ou d'une pleurodynie sans examiner avec soin la région.

On peut confondre le zoster avec certains herpès. De Amicis, Hœmisch ont décrit sous le nom de zoster bilateralis universalis une affection que Bulkley, avec d'autres auteurs, ont considérée comme un herpès lié à l'évolution de la grossesse (*herpes gestationis*).

Les herpès facial, labial, génital, sont quelquefois assez difficiles à distinguer. Leurs caractères sont : l'intensité de la fièvre avant l'éruption, la diminution irrégulière et bilatérale des vésicules, la fréquence des récidives et l'absence de la douleur. Quand à l'herpès phlycténoïde, il ne serait, d'après Hardy, qu'une variété de zona.

Nous avons indiqué que certains auteurs anciens avaient insisté sur l'analogie du zoster et de l'érysipèle, qu'ils confondaient quelquefois ; cette confusion n'est pas permise. On ne retrouvera pas en effet dans le zona un gonflement sous-cutané considérable; la rougeur existe par plaques d'un petit volume, il n'y a pas de bord saillant périphérique net, les vésicules ne deviennent que rarement bulleuses et la ligne médiane est toujours respectée. D'ailleurs, la marche des·deux affections est telle que l'erreur n'est pas longtemps possible.

On ne saurait davantage confondre le zoster avec l'eczéma qui se caractérise par de petits vésicules qui ne tardent pas à se déchirer et à être remplacées par des croûtes jaunâtres. L'eczéma ne respecte pas la ligne médiane, il est en général sans fièvre, et sa durée ne pourrait être comparée qu'à celle du zona chronique décrit par Leudet chez les tuberculeux et dont nous avons parlé.

L'impétigo présente des vésicules à liquide citrin, collant au doigt, formant des concrétions jaunes (Besnier), et ne prête guère à la confusion.

De même le zona se différencie sans difficulté de certains cas très rares de varicèle en ceinture, du lichen ou des syphilides vésiculeuses.

Hutchinson n'en a pas moins décrit cette dernière dermatose sous le nom de zona syphilitique.

La question la plus délicate, la plus difficile dans certains cas, sera la distinction à établir entre un zoster idiopathique et une éruption zostériforme symptomatique. On ne se guidera plus, pour différencier l'un de l'autre, sur l'aspect extérieur et la disposition anatomique ; mais on examinera avec soin l'évolution de l'exanthème, et on recherchera avec non moins d'attention l'étiologie. On aura de la sorte toutes chances de ne pas commettre une erreur de diagnostic.

PRONOSTIC. — Le zona est une affection qui guérit assez vite en général, et sans laisser de traces fâcheuses.

Chez les sujets jeunes, il ne présente ni intensité, ni gravité. Chez les névro-arthritiques, chez les vieillards, il tire sa gravité de la marche de l'éruption, qui peut se compliquer d'ulcérations, de gangrène, et plus souvent encore de la persistance des douleurs pendant des mois et des années.

Les cas de mort sont exceptionnels; on ne les note que dans les zonas symptomatiques d'affections graves (tuberculose, pneumonie, infection générale).

Le zona ophtalmique réclame plus de réserve dans le pronostic.

Nous avons vu quelles complications terribles pouvaient survenir du côté de l'œil. Besnier affirme que l'examen de la cornée donne, à cet égard, des renseignements précieux : si la sensibilité est intacte, il n'y a rien à craindre ; si elle disparaît, de graves complications sont à redouter.

Lemonnier et, après lui, M. le professeur Potain, ont soutenu que le zona était parfois le prélude de la tuberculose.

Nous avons déjà répondu qu'une telle opinion ne nous paraissait pas fondée, et que nous pensions à l'existence de la tuberculose avant l'apparition du zoster.

TRAITEMENT. — Vouloir énumérer ou exposer tous les médicaments à l'aide desquels on a cherché à combattre les douleurs du zona, à empêcher l'apparition des vésicules et le développement de ces vésicules, quand elles existaient, ce serait en vérité passer en revue la plupart des produits pharmaceutiques.

Nous nous bornerons à indiquer ici de quelle façon quelques maîtres ou praticiens éminents ont traité le zona, et nous dirons ensuite simplement ce que nous avons fait nous-même.

Le plus grand nombre des auteurs est d'accord qu'il faut respecter l'éruption, se borner à protéger les vésicules et à prévenir leur déchirure prématurée. C'est ainsi que les applications de cataplasmes, les applications chaudes ou froides sont proscrites.

Les lotions, autrefois préconisées par Bärensprung, sont mises de côté ; de même on doit rejeter les cautérisations au nitrate d'argent des vésicules rompues. Le mieux est de recouvrir la partie malade de poudre d'amidon ou de lycopode (Besnier, Trousseau), et d'une couche d'ouate. Certains ont conseillé d'appliquer une couche d'huile, du baume tranquille, de la poudre d'amidon, additionnée à 1/10 d'oxyde de zinc, de sous-nitrate de bismuth ou de camphre.

Le professeur Hardy, après avoir fait enduire préalablement les vésicules avec de l'huile d'amandes douces, ordonnait de saupoudrer d'amidon additionné de poudre d'oxyde de zinc (de 1/5 à 1/10).

Mais on a voulu faire mieux : divers médicaments ont été préconisés, soit pour faire avorter l'éruption, soit pour empêcher les vésicules d'arriver à un développement complet. C'est ainsi qu'Amédée Mercier conseilla les applications topiques de perchlorure de fer, et il a dit en avoir obtenu d'excellents résultats ; Baudon et Gressy l'employèrent en le mélangeant avec de la glycérine, dans la proportion de 1 à 3 ; Lailler le recommanda aussi : il se servait d'une solution de 10 grammes de perchlorure dans 40 grammes d'alcool à 90°.

Nicolas Lamberti traita un cas de zona par l'acide phénique (solution forte) et se déclara très satisfait.

Meredith imagina des applications d'essence de menthe poivrée et loua les bons offices de ce traitement, qu'il ne parvint pas à faire accepter.

Le collodion riciné a rencontré plus d'adhérents ; on a soutenu qu'il a le pouvoir de faire affaisser les vésicules tout en empêchant leur rupture et en prévenant la formation de nouvelles.

Lailler ne tarda pas à abandonner son perchlorure de fer et le remplaça par du collodion riciné et iodoformé.

Hinde ajouta du chlorhydrate de cocaïne pour lutter contre la douleur.

Besnier proscrit le collodion sous prétèxte qu'il est difficile de le rendre complètement élastique.

Thornley rejette les différentes méthodes de traitement et il conseille de vider les vésicules en les piquant avec une aiguille trempé dans l'acide phénique.

Cette idée a été reprise par Brocq : On ouvre avec soin les vésicules dès leur formation, au moyen d'une fine aiguille flambée ; on lave avec de l'eau boriquée légèrement alcoolisée, et on recouvre soit avec de l'ouate antiseptique, soit avec une pâte à l'oxyde de zinc au 1/10 renfermant 1/20 d'acide borique ; on met par-dessus de la poudre d'amidon et de l'ouate.

Brocq conseille, si les douleurs sont trop vives, d'ajouter du chlorhydrate de cocaïne ou de morphine.

Dans les cas où la douleur a été intolérable et où tous les autres moyens thérapeutiques ont échoué, on a eu recours à des pommades à la belladone et à l'extrait d'opium, aux injections sous-cutanées de chlorhydrate de cocaïne et de morphine.

Dühring, Fauque, ont appliqué les courants continus dans certains cas de zona et spécialement de zona ophthalmique, avec exacerbation de la douleur. Fauque employait jusqu'à vingt éléments et ordonnait des séances quotidiennes de vingt à trente minutes.

Bulkley, Béard ont appliqué cette méthode avec excellent résultat.

On a conseillé aussi diverses médications internes, sulfate et bromydrate de quinine, fer, arsenic. Thompson et Dühring ont préconisé le phosphure de zinc à la dose de 2 centigrammes toutes les trois heures, seul ou combiné avec la noix vomique.

Piggot conseille la teinture de *gelsemium sempervirens* à la dose de quinze à vingt gouttes.

Tous ces moyens thérapeutiques nous paraissent incertains.

Contre la douleur névralgique qui persiste après l'éruption, on a conseillé les pulvérisations au chlorure de méthyle, les vésicatoires, les pointes de feu, l'électrolyse galvanique ou faradique, les injections de morphine, le salicylate de soude, les eaux thermales, telles que Néris et Plombières, Wiesbaden et Aix-la-Chapelle.

Notre traitement personnel a été très simple et nous n'avons pas eu à nous en plaindre. Pendant la période d'éruption, nous faisions des applications de vaseline boriquée et iodoformée, à laquelle nous ajoutions une faible quantité d'une solution au 1/20 de chlorhydrate de cocaïne.

Dans la période de formation des croûtes et de desquamation, la vaseline était remplacée par un mélange de poudre d'amidon, menthol, oxyde de zinc et sous-nitrate de bismuth, dont voici la formule :

Oxyde de zinc. . . . . ⎫ ââ 10 gr.
Sous-nitrate de bismuth . . . ⎭
Menthol . . . . 3 gr.
Poudre d'amidon. . . . . 30 gr.
Mêlez.

Le tout était recouvert par de l'ouate antiseptique.

Nous terminions le traitement par deux ou trois grands bains tièdes.

Nous n'avons pas observé de complications. La nécessité ne s'est donc pas montrée, pour nous, de mettre en usage ou en essai d'autres moyens thérapeutiques.

CONCLUSIONS

Il nous sera permis de tirer de cette étude les conclusions suivantes :

I. — Il existe un zona idiopathique ou fièvre zoster et des zonas symptomatiques ou éruptions zostériformes. Ces éruptions zostériformes sont à la fièvre zoster ce que les exanthèmes scarlatiniformes sont à la fièvre scarlatine. Il y a entre eux, comme le dit Landouzy, « toute la distance qui sépare et toute la différence qui distingue une maladie d'un symptôme. »

On ne saurait, de même, établir aucun rapport entre les herpes genitalis, labialis ou autres, et la fièvre zoster : l'une confère l'immunité, les autres récidivent.

II. — La fièvre zoster est une maladie générale aiguë, infectieuse, contagieuse et épidémique, conférant l'immunité, à détermination circonscrite sur le système nerveux et à expression cutanée dystrophique secondaire.

La place du zoster, en nosographie, doit donc être parmi les neuropathies infectieuses.

OBSERVATIONS

Observation I

(PERSONNELLE)

B... (Louis), âgé de vingt-trois ans, cordonnier, venu de Paris, qu'il habite depuis dix ans, à Flayosc où il est né.

Antécédents personnels. — Adénite suppurée de la région cervicale droite vers cinq ans. Grippe en 1889, à Paris ; tousse depuis et s'enrhume très facilement.

Antécédents héréditaires. — Pas de renseignements précis. Une sœur semblerait être décédée à neuf ans de méningite tuberculeuse,

Louis B... a été pris, il y a huit jours (le 27 juillet 1894), à Paris, de douleurs au côté gauche, au niveau des 7e, 8e et 9e espaces intercostaux. Ces douleurs, non vives et plutôt sourdes, s'accompagnèrent de démangeaisons en divers points. Apparition successive, à vingt-quatre heures d'intervalle, de deux plaques rouges sur lesquelles se développèrent des groupes de bulles ; puis apparition d'une troisième plaque. Douleurs vives, superficielles ; état gastrique. Un médecin appelé ordonne poudre d'amidon sur les plaques. La veille de son départ de Paris, Louis B... souffre moins, les bulles s'affaissent et font place à de petites croûtes.

État actuel. — 6 août. — Le malade, fatigué par le voyage, a une température de 38°2 ; la langue est chargée et l'état gastrique manifeste.

Il présente trois plaques formées par de petites croûtes minces, couleur rouge brun. La première de ces plaques siège à gauche des 8e et 9e espaces intercostaux, à 4 centimètres environ du bord sternal, avec 5 centimètres de longueur sur 3 centimètres de hauteur, à bords irréguliers. La deuxième plaque, un peu plus petite, est séparée de la première par un intervalle de 4 centimètres de peau indemne et normale, sur le trajet des mêmes nerfs intercostaux, à 4 centimètres en dehors. L'aspect de cette seconde plaque n'a rien de particulier. La troisième plaque, de même dimension, était située sur le trajet des mêmes nerfs, sur le prolongement d'une ligne verticale passant par l'angle inférieur de l'omoplate. Engorgement ganglionnaire correspondant.

Le malade ressent encore quelques douleurs, mais non très vives. L'appareil respiratoire est en bon état.

Traitement. — Bouillon, lait, rhum. Un verre d'Hunyadijanos à prendre le matin.

Localement: Amidon............ 30 grammes
Oxyde de zinc...... 10 —
Menthol........... 3 —
Bismuth.......... 10 —

7. — État général meilleur. Appétit.

État local semblable. Douleurs moins vives.

Même traitement. Plus de fièvre (37°4); P.: 77.

9. — État général bon.

État local. Les croûtes tombent les unes après les autres, s'exfoliant.

Même traitement ; en plus, grand bain.

12. — État général excellent. Le malade ne ressent plus aucune douleur. Les croûtes sont tombées et ont laissé des cicatrices semblables à celles de la vaccine. Autre grand bain.

16. — Le malade est à la veille de son départ. Il n'a plus que trois cicatrices très nettes.

Cette observation est intéressante en cela qu'elle est la première en date.

Le malade arrive de Paris avec son zona ; c'est donc lui qui a apporté à Flayosc l'élément infectieux. Le second cas de zona constaté a été observé dans la maison qu'il habitait et chez une vieille tante vivant avec lui. Le contage est donc manifeste.

Observation II

(PERSONNELLE)

Marie S..., âgée de soixante-seize ans, ayant toujours habité Flayosc, tanté de Louis B..., sujet de l'obs. I.

Antécédents héréditaires. — Néant.

Antécédents personnels.— N'a jamais été malade ; tempérament sec, résistant.

12 août. — *État actuel.* — Se plaint de démangeaisons vives à la partie latérale droite et inférieure de l'abdomen. Quelques douleurs profondes depuis quarante-huit heures. État général mauvais : l'appétit a disparu, la langue est chargée, le thermomètre est à 38°2, le pouls à 84. Localement, sensation de chaleur et de picotements.

A l'examen, deux taches rouge-vif, irrégulières : la première, située sur le trajet du 12e nerf intercostal (hypochondre droit), mesure 4 centimètres environ de largeur sur 3 de longueur ; la deuxième, légèrement plus petite, est séparée de la première par une intervalle de peau intacte, et est située plus bas, un peu au-dessus de l'épine iliaque antérieure et supérieure (branche fessière du 12e nerf intercostal).

Traitement. — Application de vaseline boriquée et iodoformée, et ouate antiseptique.

13. — Les douleurs sont très vives, paroxystiques la nuit. T.: 38°3 ; P.: 82 ; état gastrique persistant.

De petites saillies distinctes, transparentes, se sont développées sur deux taches, à peine grosses comme une tête d'épingle. Le fond rouge se détache très bien et nous ne remarquons pas de vésicules sur les bords de la plaque. Les ganglions de l'aine sont tuméfiés.

Même traitement, auquel on ajoute un purgatif léger (un verre à bordeaux d'Hunyadijanos à prendre pendant trois matins).

14. — Les douleurs ont persisté, mais un peu moins vives. L'éruption est complète. La fièvre est tombée (37°6) et l'état gastrique s'est amélioré. Même traitement.

15. — État général satisfaisant. Pas de fièvre.

Affaissement des vésicules.

Les deux ganglions (partie externe aine droite) restent hypertrophiés.

Traitement.— Amidon, menthol, oxyde de zinc, bismuth.

16. — Formation de croûtelles. Plus de douleurs.

Mêmes indications thérapeutiques.

17. — L'engorgement ganglionnaire diminue sensiblement; commencement de desquamation.

Grand bain.

18. — Même état.

19. — La desquamation s'accentue et il ne restera bientôt plus que deux cicatrices profondes.

22. — Il n'y a plus de croûtes.

La malade ne ressent aucune douleur.

L'état général est parfait.

Autre grand bain.

Nous avons revu la malade le 15 septembre ; les cicatrices sont encore très nettes, mais il semblerait qu'elles tendent à être moins profondément creusées. Marie S...., malgré ses soixante-seize ans, ne ressent aucune douleur et se porte très bien.

Notre malade a d'abord le mérite d'être la tante du sujet de l'observation I; en second lieu, son affection est bien un zoster idiopathique, avec prodromes, fièvre, état gastrique, engorgement ganglionnaire. Nous noterons enfin que, chez elle, les douleurs n'ont pas persisté après la période de desquamation.

Observation III

(PERSONNELLE)

Élodie M..., femme M...., âgée de trente-deux ans, née à Salernes (Var), habitant Flayosc depuis dix ans, domestique.

Antécédents héréditaires.—La mère morte à quarante-cinq ans d'endocardite rhumatismale ; le père, âgé de soixante-quatre ans, est emphysémateux et bronchitique. Le père a des rhumatismes.

Antécédents personnels. — A eu à dix-huit ans un rhumatisme articulaire aigu (articulation du cou-de-pied et du genou droits); à vingt-deux ans, nouvelle poussée.

17 août. — *Etat actuel*.—Se plaint de douleurs profondes, sourdes au sommet droit ; a conservé l'appétit, mais la langue est chargée et la malade accuse une sensation de chaleur. La température est de 37°8.

A l'inspection du thorax, à l'auscultation, rien d'anormal.

Traitement.— Un verre d'Hunyadijanos à prendre le matin.

19. — Douleurs vives et plus superficielles ; démangeaisons ; état gastrique. T.: 38°5. P.: 88.

A l'inspection, une plaque irrégulière, grosse comme une pièce de 2 francs, rouge érythémateux, siégeant au-dessus du mamelon, sur le trajet du deuxième nerf intercostal droit.

Traitement. — Application de vaseline boriquée et iodoformée.

20. — Les douleurs continuent à être très vives ; la fièvre persiste (T.: 38°2 ; P.: 84).

Sur première tache, petites vésicules transparentes.

Apparition d'une nouvelle plaque irrégulière, en arrière et à 4 centimètres à droite et en dehors des apophyses épineuses, sur le trajet du deuxième nerf intercostal. Cette deuxième plaque est légèrement plus volumineuse que la première.

Même traitement sur les deux plaques.

21. — Nuit mauvaise, douleurs intolérables. Ganglions de l'aisselle engorgés. Nouvelle tache à 5 centimètres au-dessus et en dehors de la première vers l'aisselle, au niveau de la partie moyenne du grand pectoral. Cette tache a même aspect que les autres, mais est un peu plus petite. La fièvre est à 38°. Sur la première plaque, les vésicules sont grosses et très nombreuses ; sur la plaque postérieure, les vésicules sont petites, louches, rabougries, mais la sensation de douleur est plus persistante. Les ganglions correspondants restent engorgés, tuméfiés, et les mouvements du bras sont gênés.

Même traitement.

22. — L'éruption se continue ; les douleurs sont moins vives ; l'état gastrique s'améliore ; la fièvre tombe (37°6).

Même traitement.

23. — Affaissement des vésicules.

Traitement. — Menthol, bismuth, oxyde de zinc, poudre d'amidon.

25. — Formation de croûtelles. Même traitement.

27. — Période de desquamation. Grand bain.

2 septembre. — La desquamation est complète et les cicatrices sont parfaites. Cependant la malade ressent encore de loin en loin quelques douleurs vagues. Les ganglions axillaires ne sont plus tuméfiés.

Le zoster s'est développé ici chez un sujet nettement arthritique.

L'éruption a été normale, mais les douleurs ont été très vives ; de plus, elles ont persisté quelque temps après la période de desquamation.

Nous prenons des renseignements sur notre malade le 5 février 1895, et on nous écrit qu'elle est en parfait état, que les douleurs ont depuis longtemps complètement disparu.

Observation IV

(PERSONNELLE)

Marie M..., âgée de vingt-deux ans, habitant Flayosc, couturière.

Antécédents héréditaires. — La mère neurasthénique ; le père arthritique.

Antécédents personnels. — A été réglée très tard (à dix-sept ans), est nerveuse et anémique. Appareil respiratoire excellent.

21. — *État actuel.* — Malaise général ; perte de l'appétit ; quelques douleurs névralgiques à la partie inférieure gauche du thorax depuis deux ou trois jours. La température est de 37°6 ; pouls 78.

22. — Sensation de chaleur ardente, de démangeaisons et apparition d'une plaque rouge vif située au niveau du dixième espace intercostal gauche, à 5 centimètres environ en dehors du sternum. Son volume est de 3 centimètres sur 2 ; sa forme est ovale et ses bords sont irréguliers.

La fièvre s'accentue légèrement, mais l'appétit revient un peu. T.: 37°9. Constipation.

Traitement. — Un verre d'Hunyadijanos.

Vaseline boriquée et iodoformée, avec chlorhydrate de cocaïne.

23. — Même état général. Douleurs persistantes. Nouvelle tache de même dimension et d'aspect semblable en arrière, près de la colonne vertébrale, sur le trajet du dixième nerf intercostal. Engorgement ganglionnaire. Apparition de vésicules sur la première plaque. Même traitement local.

24. — Développement des vésicules.

Les douleurs diminuent ; la température est normale ; les ganglions correspondants restent engorgés.

26. — Affaissement des vésicules et formation de croutelles.

Traitement. — Amidon, menthol, oxyde de zinc, bismuth.

27. — Commencement de desquamation et de cicatrisation. Grand bain.

30. — La desquamation est presque complète ; la malade n'éprouve plus aucune douleur. L'état général est bon.

2 septembre. — La guérison est complète. Grand bain.

Le zona s'est encore ici développé dans un terrain neuro-arthritique. Il n'y a eu que deux plaques avec développement normal des vésicules. La fièvre n'a pas dépassé 38°, et nous avons noté l'engorgement ganglionnaire.

Observation V

(PERSONNELLE)

François G..., cordonnier, âgé de quarante-deux ans, habitant Flayosc.

Antécédents héréditaires. — Père goutteux, frère a une sciatique.

Antécédents personnels. — A eu, à vingt ans, des douleurs violentes dans l'épaule droite et qui ont disparu sans traitement.

A vingt-sept ans, rhumatisme polyarticulaire aigu, occupant surtout le côté gauche ; l'année suivante, nouvelle poussées. Rien du côté du cœur. Le malade s'est marié et n'a plus rien eu.

24 août. — *État actuel.* — État gastrique ; malaise général ; fièvre prémonitoire légère.

Le malade éprouve des douleurs assez vives dans les régions cervi-

5*

calẹ et sus-claviculaire gauches ; ainsi que dans l'épaule et le bras gauches. La température est à 38°. A l'inspection des parties douloureuses, rien de saillant.

Nous administrons un verre d'Hunyadijanos et 1 gramme d'antipyrine.

25. — Même état.

26. — Le malade a aperçu sur son cou et sur son épaule deux taches rouges qui lui causent des élancements très vifs et des démangeaisons insupportables. Son inquiétude et son agitation sont extrêmes. La douleur occupait maintenant et de façon spéciale l'oreille gauche, ainsi que l'emplacement des deux plaques rouges. Nous remarquons un large placard irrégulier, ayant à peu près cinq centimètres d'étendue au niveau du triangle sus-claviculaire ; un autre placard plus petit, mais de forme aussi irrégulière, à trois centimètres au-dessus de la clavicule, au niveau du muscle grand pectoral. Ces deux placards sont séparés par des intervalles de peau saine.

Traitement. — Application de vaseline boriquée et iodoformée, avec chlorhydrate de cocaïne.

27. — Les douleurs restent vives. L'état général est le même. La température est à 38°3.

Sur les deux placards déjà signalés, développement de vésicules transparentes. Engorgement des ganglions sous-maxillaires et axillaires. Deux nouvelles plaques rouges, l'une, ovale, située immédiatement au-dessous de l'apophyse mastoïde et s'étendant vers la loge parotidienne, mesurant trois centimètres d'étendue ; l'autre, plus irrégulière, mais de dimensions à peu près semblables, occupait la face supéro-externe du moignon de l'épaule. Même traitement.

28. — L'éruption est complète ; la fièvre tombe (37°6), le pouls est à 80 ; les douleurs diminuent notablement.

30. — Affaissement des vésicules et formation de croûtelles. L'engorgement ganglionnaire disparaît peu à peu ; l'état général s'améliore vite. Une ulcération sur la première plaque.

Traitement. — Amidon, menthol, bismuth, oxyde de zinc.

2 septembre. — Desquamation.

Grand bain.

4. — La desquamation continue.

9. — Le malade est guéri et nous lui administrons un grand bain.

Notre malade est un arthritique. L'évolution de son zoster a été normale.

Nous n'avons noté qu'une ulcération, pendant la période d'affaissement des vésicules.

Observation VI

(PERSONNELLE)

L... J..., âgé de vingt-sept ans, habitant Flayosc.

Antécédents héréditaires. — Le grand-père mort d'endocardite rhumatismale ; le père eczémateux.

Antécédents personnels. — Rhumatisme aigu de l'articulation tibio-tarsienne gauche à vingt-deux ans et de l'articulation du genou gauche à vingt-cinq ans. Rien du côté du cœur.

État actuel. — Le 31 août, le malade ressent des douleurs en ceinture au niveau des quatrième et cinquième espaces intercostaux. Un peu de fièvre (37°8). État gastrique ; langue chargée, inappétence, constipation opiniâtre.

Nous remarquons deux placards d'un rouge érythémateux occupant, le premier, les troisième et quatrième espaces intercostaux droits, immédiatement au-dessus du mamelon, ayant 4 centimètres sur 3 ; le deuxième, situé au-dessous et en dehors, séparé par 5 ou 6 centimètres de peau saine, d'une grandeur à peu près égale.

Au niveau des placards, le malade accuse des élancements et des picotements, des douleurs parfois très aiguës.

Traitement. — Vaseline boriquée et iodoformée avec chlorhydrate de cocaïne : le tout recouvert par une bonne couche d'ouate antiseptique. Un verre d'Hunyadijanos, le matin.

1er septembre. — Tubercules miliaires sur les deux placards déjà constatés, avec quelques petites vésicules transparentes, à reflets brillants. De plus, trois autres placards situés sur le trajet des 5e et 6e nerfs intercostaux : Le premier siège en arrière, à 2 centimètres en dehors des apophyses épineuses, de 4 centimètres sur 2 ; le deuxième, au niveau de l'angle inférieur de l'omoplate, de 3 centimètres sur 2 ; le troisième, à égale distance des deux premiers, mais plus petit et à forme ovale.

L'état général laisse à désirer : s'accentue (38°3), le pouls est à 92, l'état gastrique persiste. Le malade éprouve de la gêne dans l'aisselle et le bras correspondant.

Même traitement.

2. — Développement des vésicules, parfait sur les premières plaques, imparfait sur les dernières.

Les douleurs sont moins vives, mais les élancements persistent, surtout pendant la nuit. Le bras droit est fortement gêné et il existe un engorgement ganglionnaire bien net ; une traînée de lymphangite se dessine du sein droit à l'aisselle correspondante.

La température est de 37°9, le pouls est à 84.

Même traitement.

3. — L'éruption des vésicules est complète ; seules les vésicules du placard, qui se trouve au niveau de l'angle inférieur de l'omoplate, restent petites, comme rabougries et déjà perdent leur transparence. C'est une sorte d'avortement.

Le malade accuse des douleurs intolérables au niveau du mamelon : le bout du sein est en effet envahi complètement par trois superbes vésicules.

L'engorgement ganglionnaire persiste.

La température est de 37°2, le pouls est à 80.

Même traitement.

4. — Affaissement des vésicules.

La température est à 37°2 ; l'état gastrique disparaît. Les douleurs sout moins vives.

Traitement : Amidon, bismuth, menthol, oxyde de zinc.

6. — Même état.

8. — La période de desquamation commence et des cicatrices prennent la place des taches érythémateuses.

Même traitement, grand bain.

11. — Guérison complète, grand bain.

Il nous a été impossible d'invoquer, comme étiologie de son zona, le froid, le traumatisme, une intoxication, une lésion quelconque.

Le sujet de notre observation VI est un rhumatisant. La fièvre, l'engorgement ganglionnaire, l'état gastrique ont été notés ; mais il est surtout à remarquer que le malade est le mari de la femme qui fait le sujet de notre observ. VII et le beau-frère de la malade de notre observ. VIII.

Observation VII

(PERSONNELLE)

F... (Gabrielle), âgée de vingt-cinq ans, habitant Flayosc, chez L.. G.., sujet de notre observation VI.

Antécédents héréditaires. — Le père mort de tuberculose pulmonaire ; une sœur, âgée de trente ans, est bacillaire.

Antécédents personnels. — N'a jamais été malade. Son appareil respiratoire est en excellent état.

État actuel. — 6 septembre. — Fièvre légère, 37°7 ; pouls à 86, état gastrique, malaise général ; nausées fréquentes et vomissements ; diarrhée.

7. — Douleur dans la région sacro-coccygienne, lancinante et profonde.

8. — Apparition d'un placard rouge érythématheux, à la hauteur des apophyses épineuses des 3e et 4e vertèbres sacrées, de 5 centimètres sur 4. Démangeaisons vives, élancements ; douleurs superficielles.

Température axillaire, 37°6 ; pouls, 80.

Traitement. — Vaseline boriquée et iodoformée, avec chlorhydrate de cocaïne.

9. — Développement sur la plaque de vésicules transparentes, contenant un liquide clair. L'état gastrique s'améliore ; les douleurs diminuent ; la fièvre, qui était légère, tombe complètement (37°). Même traitement.

10. — Les vésicules sont parvenues à leur complet développement. La malade n'accuse que des démangeaisons vives, surtout pendant la nuit. Même état général et mêmes indications thérapeutiques.

12. — Affaissement des vésicules, qui deviennent louches. Traitement : poudre d'amidon, oxyde de zinc, bismuth, menthol.

15. — Formation de croûtelles. Une ulcération. Même traitement et un grand bain.

17. — Desquamation serait complète si, à la place où l'ulcération s'est produite, les croûtelles ne persistaient.

Même traitement.

18. — Idem.

23. — Guérison complète. Grand bain.

Les phénomènes prodromiques ont été peu accusés et la fièvre a été très légère ; nous n'avons noté qu'une seule plaque.

Notre malade est la femme de l'individu qui fait le sujet de notre observation VI ; cette constatation seule fait la valeur de notre observation. Ici le contage et l'infection sont indéniables.

Observation VIII

(PERSONNELLE)

Marguerite B....., trente-cinq ans, venue en vacances à Flayosc chez sa sœur, sujet de notre observation VII.

Antécédents héréditaires. — Père mort tuberculeux ; une sœur, âgée de trente ans, bacillaire.

Antécédents personnels. — S'enrhume facilement l'hiver.

Expiration prolongée au sommet droit et légère submatité.

Etat actuel. — Est prise le 10 septembre de diarrhée, vomissements et douleurs dans tout le côté gauche, la température est de 38°2.

A l'inspection, rien d'anormal.

11. — Apparition à la hauteur du troisième espace intercostal, au-dessus du mamelon, d'une tache rouge de 3 centimètres carrés ; démangeaisons dans cette partie.

L'état gastrique s'est un peu amélioré, les vomissements ont cessé. La température est cependant à 38°4 et le pouls à 92.

Traitement. — Application de vaseline boriquée et iodoformée, avec chlorhydrate de cocaïne.

12. — Développement de vésicules transparentes ; apparition de trois placards : l'un en arrière, à 4 centimètres en dehors des apophyses épineuses, un peu plus grand que le premier, de forme ovale

et à bords irréguliers, mesurant 4 centimètres cubes ; l'autre, en arrière encore, mais beaucoup plus en dehors et séparé du précédent par un intervalle de peau saine, de dimensions notablement plus petites (2 centimètres cubes); le troisième enfin, en avant, tout à côté du placard qui est au-dessus du mamelon et séparé seulement de lui par 3 centimètres à peine de peau intacte.

Les douleurs persistent et sont aiguës surtout la nuit ; engorgement des ganglions de l'aisselle correspondante et douleurs s'irradiant dans le bras gauche. La fièvre est insignifiante : 37°6 ; le pouls est normal ; l'état gastrique s'est beaucoup amélioré.

Même traitement.

14. — Développement complet des vésicules.

Mêmes constations générales et mêmes indications.

16. — Affaissement des vésicules.

Traitement. — Amidon, oxyde zinc, bismuth, menthol.

19. — Desquamation. L'engorgement ganglionnaire disparaît.

Traitement. — Grand bain.

23. — La desquamation est presque complète ; formation de cicatrices.

26. — La guérison est parfaite ; la malade ne ressent aucune douleur, a excellent appétit.

Notre malade a eu une belle éruption pectorale, avec de superbes vésicules. L'état gastrique a été très prononcé à la période prodromique ; la chute de la température a été remarquable à l'apparition des vésicules.

Il résulte de nos trois dernières observations, que le mari, la femme, la belle-sœur, habitant ensemble, ayant des rapports continuels, ont été atteints à la même époque d'une même maladie. Cette simple constatation est suffisante.

Observation IX

(Due à l'obligeance de M. le Dr Perrin, ancien interne des hôpitaux de Paris)

M. X., négociant, âgé de quarante-quatre ans, présente les antécédents personnels et héréditaires suivants :

Antécédents héréditaires. — Grand-père paternel goutteux ; père mort d'hémorragie cérébrale ; mère, très nerveuse, accès de migraine fréquents, sujette aux douleurs névralgiques ; une sœur hystérique, une autre rhumatisante.

Antécédents personnels. — Nerveux, impressionable à l'excès, très emporté, sujet à des céphalalgies ; arthritique et alcoolique ; chauve à vingt-quatre ans.

Début. — Le 26 avril, le malade éprouve de la sensibilité du cuir chevelu, des douleurs névralgiques dans toute la région cervicale gauche, qui augmentent et s'accompagnent, les jours suivants, d'élancements paroxystiques. Il a eu, dit-il, de la fièvre, du malaise et de l'aronexie.

Le 1er mai, il s'aperçoit de l'existence de plaques rouges en arrière et au niveau de l'oreille, ainsi que sur le cou du côté gauche, qu'il prend pour de l'urticaire.

Il éprouve des sensations de cuisson et de chaleur ardente, il ne peut remuer la tête.

Le 6 mai, lorsque nous le voyons pour la première fois, il présente une éruption avec les caractères suivants :

L'éruption occupe tout le côté gauche du cou qu'elle intéresse en demi-cercle, elle est constituée par des plaques rouges distinctes, séparées par des intervalles de peau saine ; elles sont ovales ou allongées.

Sur ces placards existent des vésicules isolées les unes des autres de 5 et 20, et même davantage, du volume d'une tête d'épingle, transparents, à reflets brillants, perlés ; les placards, en allant d'arrière en avant et de haut en bas, s'étendent depuis la région occipitale jusqu'à la région latérale du cou et la clavicule en avant et en bas, et jusqu'au voisinage de l'acromion en dehors.

Les placards les plus postérieurs occupent : l'un la région occipitale inférieure (celui-ci affleure les cheveux au niveau de la nuque) ; en arrière de l'oreille existe un troisième placard, s'étendant jusqu'à l'extrémité inférieure de l'apophyse mastoïde ; un quatrième, sur l'angle de la mâchoire : un cinquième, de forme allongée, ayant de 0,02 centimètres à 0,04 centimètres de long, se trouve en arrière de cet angle ; un sixième sur la joue, immédiatement en avant du pavillon de l'oreille ; un septième sur ce pavillon composé de quelques petits groupes siégeant à la partie inférieure, à la partie supérieure de sa face postérieure et dans la fosse naviculaire ; un huitième au-dessous du menton, en longeant le bord inférieur du maxillaire ; un neuvième et un dixième composés de deux plaques, exactement sur la ligne médiane à la partie antérieure et moyenne du cou sur les régions sus et sous-hyoïdiennes ; un onzième au niveau de l'extrémité interne de la clavicule et du creux sus-sternal. Enfin, de petits groupes de 7 à 8 vésicules se voient en bas sur le dos au niveau de la seconde vertèbre dorsale et sur l'épaule.

La sensibilité est assez difficile à rechercher : Toute la région malade paraît être hyperesthésiée, mais cette hyperesthésie est surtout marquée sur la plaque située sur le bord postérieur du sterno-mastoïdien et sur celle qui est en arrière de l'angle du maxillaire.

Le traitement consiste à saupoudrer toute la région de poudre d'amidon, et à l'envelopper d'une couche épaisse d'ouate maintenue par un bandeau. Les vésicules restent claires et limpides pendant deux ou trois jours jusqu'au 9 mai ; à partir de ce moment, sur certains placards, le liquide se trouble, devient purulent ; sur d'autres, le 14 mai, on voit de petites croûtes jaunâtres.

Les phénomènes douloureux sont beaucoup moins marqués, le malade dort la nuit, mais il n'éprouve qu'une sensation très supportable de cuisson ou de brûlure ; les douleurs sont superficielles et plutôt le fait de l'éruption. L'état général est bon, mais ce qui préoccupe le malade, c'est que le matin, en déjeunant, il a éprouvé une gêne dans le côté gauche de la bouche ; en se regardant dans une glace, il constate qu'il a la bouche de travers. La paralysie augmente peu à peu, et le soir, lorsque nous voyons le malade, la paralysie est complète. Tout le côté gauche de la face est flasque, les rides du front sont effacées, la bouche et le nez sont de travers, l'œil reste grand ouvert. Dans les mouvements tout s'accentue.

Il existe de la gêne dans la mastication, il ne peut siffler, ni fumer ni manger du côté gauche. Le voile du palais n'est pas dévié, la langue non plus, l'ouïe est normale.

20 mai. — La dessiccation des croûtes est complète ; les douleurs ont disparu, le malade ne se plaint que d'un peu d'engourdissement dans la région occupée par l'éruption, de la difficulté qu'il éprouve encore à tourner la tête.

La paralysie faciale persiste sans changements ; l'exploration électrique avec des courants faradiques fait constater que la contractibilité est intégralement conservée, cependant l'électrisation est plus douloureuse du côté malade.

25. — La paralysie est en voie d'amélioration ; l'élévateur de l'aile du nez et le zygomatique se relèvent légèrement quand le malade veut rire.

30. — Au repos, la bouche est encore un peu de travers. Mais les plis et les rides commencent à se montrer de nouveau ; l'orbiculaire des paupières se contracte un peu spontanément, l'œil peut se fermer aux trois quarts. Le malade se trouve assez bien pour aller à Nice, d'où il nous écrit, le 12 juin, que sa paralysie a disparu.

L'histoire de notre malade nous a paru intéressante à plus d'un titre. Elle montre d'abord un zona cervico-occipital du côté gauche, précédé pendant cinq ou six jours de douleurs névralgiques violentes, se calmant dès l'apparition de l'éruption.

Vers la fin de la seconde semaine, au moment de la dessiccation de l'éruption zostérienne, apparaît, du même côté que celle-ci, une paralysie faciale. Cette paralysie, dans laquelle l'orbiculaire était atteint, présentait tous les caractères d'une paralysie périphérique, les muscles profonds de la langue, du voile du palais et du tympan étaient respectés. Cette paralysie disparaît au bout de vingt-cinq jours. On ne peut penser dans ce cas avoir eu affaire à un refroidissement pour expliquer la paralysie : toute la région latérale gauche de la tête et du cou avait été largement enveloppée dans de l'ouate.

Au moment de la disparition de la paralysie, la face, la nuque et le cou étaient encore enfouis dans la couche chaude de coton ; d'ailleurs les conditions hygiéniques étaient des meilleures. Cette paralysie faciale secondaire ne peut donc se rattacher à un coup de froid. Au lieu d'admettre une paralysie réflexe, il y tout lieu de croire à une névrite superficielle et passagère, infectieuse, si l'on admet, avec M. Landouzy, la nature infectieuse du zona. Cette névrite se serait propagée au nerf de la 7e paire par les anastomoses nombreuses qui unissent les branches superficielles du plexus cervical au nerf facial. Enfin, un dernier point qu'il nous paraît intéressant de mettre en lumière, c'est qu'il nous semble que l'on peut appliquer, au cas que nous rapportons, le rôle de l'hérédité nerveuse dans la pathogénie de ce zona compliqué de paralysie faciale. Chez notre malade, nous trouvons en effet, autant dans les antécédents personnels qu'héréditaires, une hérédité neuro-arthritique des plus nettes.

BIBLIOGRAPHIE

ADENOT. — Revue de méd., juillet 1891.

BARENSPRUNG. — De re medica, bibl. V, cap. 28 par. IV (Annalen des Charité Krankenhauses, 1861, 1862, 1863).

BERBEZ (Paul). — Gaz. des hôp. du 16 avril 1892.

BARTHÉLEMY. — Soc. franç. de dermat., p. 582, 1891.

BAYET. — Thèse de Bruxelles, 1891.

BLACHEZ. — Zona ophtalmique (Gaz. des hôpit., 1880).

BARTHÈS. — Thèse de Paris, 1873.

BEHREND. — Berlin. klin. Woch., p. 119, 1887.

BOSSION. — Dauphiné méd., 1er avril 1890.

BOUCHUT. — Du zona et de l'herpès produit par la névrite (Gaz. des hôp., 1887).

BLOCH. — Wien. med. Blätter, 1886.

BARTH. — Annal. de dermat. et de syphil., 1881.

BESNIER. — Journal de méd. et de chir. prat., 1884 (Annales de dermat., 25 février 1889).

BROCQ. — Rev. gén. de clin. et de thérap., n° 18, p. 282, 1890.

BARIÉ. — Soc. de méd. des hôp., 25 mai 1887.

BERDINEL. — Zona de la région cervicale, terminaison par furoncles et anthrax (France méd., 28 avril 1878).

BULKLEY-DUNCAN. — Arch. f. dermat., 1873, ibid., 1877, ibid., 1878, ibid., 1882.

BOWMAN. — Du zoster ophtalmique (Ann. d'oculist., 1869).

CHATELAIN. — Précis des mal. de la peau.

CARRY. — Lyon médical, 1874.

CURSCHMANN et EISENLOHR. — Zur path. und pathologisten Anat. des Neuritis und des Herpes zoster (Deutsch Arch. f. Klin. med., 1884).

COPPEZ. — Ann. d'ocul., 1873.

CHAFFER (E.). — München med. Woch., n° 36, septembre 1889.

CHARCOT et COTARD. — Mém. de la Soc. de biol., 1865.

CHARCOT. — Journal de phys., 1859 (Leçons sur les mal. du syst. ner
veux).

DESAIGNES. — Étude sur la paral. faciale périphérique (Thèse de Paris,
1888).

DESCROISILLES. — Rev. des mal. de l'enfance, 1887.

DAVIDSOHN (Hugo) et BERNHARDT. — Berlin. klin. Woch., 28 juillet
1890.

DUBLER (A.). — De la névrite dans le zona (Arch. f. path. An. und phys.
Band. XCVI, Heft 2, p. 195).

DREYFOUS. — France médic., 7 février 1889.

DUMÉNIL. — Névrite progressive (Gaz. hebd., 1866).

ELLIOT. — Journal of. cut., septembre 1888.

EULENBURG. — Centralblatt, 1885 (Berl. klin. Woch., 1867).

FABRE. — Mémoire sur le zona (Ann. de méd. d'Anvers, 1881-1882) ;
Un cas de zona récidive (Gaz. méd. de Paris, 1883).

FOX. — Journal of. cut. dis., p. 105, mars 1890.

FAUQUE. — Thèse de Paris, 1875.

FOURNIER (H.). — Journ. des mal. cut., août 1880.

FISCHER (C.). — Corresp. Bl. f. Schweizherste, 1876, n° 14, p. 426.

FÉRÉ. — Arch. de neurologie, 1883.

GOFFROY. — Arch. de phys., 1882.

GALEZOWSKI. — Traité des mal. des yeux.

GUÉRIN (Jean). — Thèse de Paris, 1874.

GELLÉ. — Trib. méd., n° 403, p. 219, 1876.

GAUTHIER (de Charolles). — Du zona épidémique et de son étiologie
(Lyon médic., 1er décembre 1889).

GUÉNEAU DE MUSSY. — Clin. méd., t. I, p. 434, 1871.

HANDFIELD-JONES. — Med. Times and Gaz., p. 356, 1876.

HARDY. — Dict. de Jaccoud, art. Zona ; un cas de zona (Gaz. méd. de
Paris, 1879).

HANOT. — Zona sciatique (Arch. de méd., mars 1887).

HYBORD. — Thèse de Paris, 1872.

HUGENSCHMIDT. — Med. News, 21 juin 1890.

HAIGT. — Litzungber der Kais. Acad., 1869.

KAPOSI. — Wien. med. Wochenschrift, p. 545, avril 1875 (Verhandl.
d. dent. Derm. Ges. long. de Prague, p. 57, juillet 1889)
(Wien. med. Presse, 1875).

LEROUX (Henri). — Dict. encycl. des sc. med., art, Zona.

LETULLE. — Arch. de physiol., 1882.

LEUDET. — Zona chronique (Arch. de méd., janv. 1887); — Zona consécutif à asphyxie par vapeur de charbon (Arch. de méd., 1865) (Clin. méd. de l'Hôtel-Dieu de Rouen, p. 361); Gaz. h. bd., 1878.

LANDOUZY. — Fièvre zoster et exanthèmes zostériformes (Sem. méd., 20 septembre 1883).

LESSER. — Beitrag zur lehre von herpes zoster (Wirchow's Archiv., 1881); — ibid., 1883.

LEROUX (Pierre). — Le zona chez les tuberculeux (Thèse de Paris, 1888).

LUCA (DE). — Sicilia medica, n° 3, p. 201, 1890.

LEMONNIER. — Soc. de dermat., 8 mai 1890.

LAMBERTI (Nicolas). — Rivista Clinica di Bologna, p. 236, 1877.

MOUGEOT. — Thèse de Paris, 1867.

MAGEE FINNY (J.). — Brit. med. Journal, janv. 1885.

MERCIER (A.). — Thèse de Paris, 1877.

MEREDITH. — Birmingham med. Rewich, juin 1882.

NYS. — Gaz. des hôp., 9 juillet 1887.

OLLIVIER. — Nouvelles recherches sur la pathog. de l'angine herpétique (Union méd., 1884).

PARROT. — Considér. sur le zona (Union Méd., 1865.

PELTIER. — Union méd. du N. E., novembre 1877.

PACTON. — Du zona ophtalmique (Thèse de Paris, 1878).

PICOT. — Gaz. hebd. des sc. méd. de Bordeaux, 1890.

PITRES et VAILLARD. — Contrib. à l'ét. des névr. périph. non traumat. (Arch. de névrol., 1883.

PFEIFFER. — Monat Hefte f. prakt. Dermat., 1887.

PITRES. — Un cas de polynévrite primit. (Bull. méd., p. 931, 1887).

PIGGOT. — The lancet, 1878.

ROBERTSON. — Un cas ophthalmique double (The lancet, juillet 1888).

RIESEL. — Deutsche med. Wochens. 23, 1876.

SERVANT (P.). — Thèse de Paris, n° 421, 1877.

BALMAMO SQUIRE. — Can of double zona (Med. Times and Gaz., 10 mai 1873).

STOPIN. — Zona du membre sup., 25 novembre 1882 (Thèse de Paris).

SATTLER. — Viertelj. f. dermat. und syphil., 1885, p. 527.

SCHMIDT. — Berlin klin. Woch., 1864.

Schaffer (E.). — München med. Woch., n° 36, septembre 1889.

Tanturri (V.). — H. Morgagni, mai 1878.

Touton. — Arch. f. dermat., XVI. 6.

Thompson et Duhring. — The Glascow med. Journal, ort., 1874.

Vulpian. — Leçons sur l'appareil vaso-moteur, 1875.

Vaillard. — Bull. soc. anat. de Bordeaux, 1881, t. II, p. 32.

Wasilewski. — Le zona et son introduct. dans le cadre des mal. in-
    fectieuses, Iena. G. Fischer, 1892.

Wilson (Erasmus). — On herpes zoster (Journal of. Cutaneous med.,
    1867).

Weidner. — Berlin. klin. Woch., 1870.

Wagner. — Arch. der Heilkunde Bd. XI, p. 321, 1878.

Wyss (O.). Arch. der Heilkunde Bd., p. 262, 1871.

Weis. — Arch. de dermat., XXII, 4 et 5, 1890.

Weber. — Centralblatt, 1864.

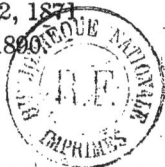

SERMENT

En présence des Maîtres de cette Ecole, de mes chers condisciples et devant l'effigie d'Hippocrate, je promets et je jure, au nom de l'Être suprême, d'être fidèle aux lois de l'honneur et de la probité dans l'exercice de la médecine. Je donnerai mes soins gratuits à l'indigent, et n'exigerai jamais un salaire au-dessus de mon travail. Admis dans l'intérieur des maisons, mes yeux ne verront pas ce qui s'y passe, ma langue taira les secrets qui me seront confiés, et mon état ne servira pas à corrompre les mœurs ni à favoriser le crime. Respectueux et reconnaissant envers mes Maîtres, je rendrai à leurs enfants l'instruction que j'ai reçue de leurs pères.

Que les hommes m'accordent leur estime, si je suis fidèle à mes promesses ! Que je sois couvert d'opprobre et méprisé de mes confrères, si j'y manque !

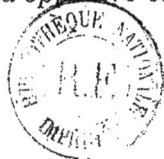

www.ingramcontent.com/pod-product-compliance
Lightning Source LLC
Chambersburg PA
CBHW050610210326
41521CB00008B/1192